临床常见急危重症诊断与急救

魏士海　等 主编

汕头大学出版社

图书在版编目（CIP）数据

临床常见急危重症诊断与急救／魏士海等主编. –
汕头：汕头大学出版社, 2020.1
ISBN 978-7-5658-4020-3

Ⅰ.①临… Ⅱ.①魏… Ⅲ.①急性病－诊疗②险症－
诊疗 Ⅳ.①R459.7

中国版本图书馆CIP数据核字（2020）第003899号

临床常见急危重症诊断与急救
LINCHUANG CHANGJIAN JIWEIZHONGZHENG ZHENDUAN YU JIJIU

主　　编：魏士海 等
责任编辑：宋倩倩
责任技编：黄东生
封面设计：宗　宁
出版发行：汕头大学出版社
　　　　　广东省汕头市大学路243号汕头大学校园内　　　　邮政编码：515063
电　　话：0754-82904613
印　　刷：三河市嵩川印刷有限公司
开　　本：710 mm×1000 mm　1/16
印　　张：8.5
字　　数：143千字
版　　次：2020年1月第1版
印　　次：2021年1月第1次印刷
定　　价：88.00元
ISBN 978-7-5658-4020-3

编 委 会

主 编

魏士海　宋润德　王　萍　韩同翔

荆秀娜　宋　旭

副主编（按姓氏笔画排序）

朱孝晨　严佳卫　何润生　沈玉刚

张宗佑　陈森光　秦月茹　曹亦峰

编　委（按姓氏笔画排序）

王　萍　王振宝　付小海　朱　磊

朱孝晨　孙贤黎　严佳卫　李　涛

何润生　沈玉刚　宋　旭　宋润德

张凤香　张宗佑　张显风　陆　巍

陈森光　荆秀娜　姜希富　秦月茹

栗颖利　曹亦峰　崔　超　韩同翔

鲁光荣　魏士海

F前言
Foreword

  随着社会经济的发展，人们生活节奏的加快，疾病谱已发生了重大的变化，临床急危重症发病率居高不下，已经引起医学界的高度关注。临床急危重症病情复杂多变，既可单一脏器受损，也可多个器官、多个系统同时出现功能障碍，或者出现序贯性多器官功能损害。面对这样的急危重症患者，能否迅速做出正确诊断和有效救治并监护生命体征变化，直接关系到患者的生命安危。

  近年来，急救医学受到了医学界的高度关注，随着现代医学技术的快速发展，在急危重症患者的诊疗技术与应用方面都取得了长足的进步，大大增加了急危重症的治疗效果。为满足临床急诊工作的需要，我们编撰了《临床常见急危重症诊断与急救》一书。书中重点讲述了临床急救技术以及酸碱平衡紊乱、多器官功能障碍综合征、休克、急性中毒的急救，介绍了正确实施急危重症应急预案及其救治措施。全书内容丰富，重点突出，对临床各医护人员、医学院校师生及进修实习人员均有很好的实用价值和参考价值。

  由于我们的学识水平有限，编写时间仓促，错误、遗漏之处在所难免，敬请各位专家、同仁及读者给予指正。

《临床常见急危重症诊断与急救》编委会

2019 年 4 月

C目录
Contents

第一章　临床急救技术

第一节　紧急开放气道

畅通呼吸道的方法主要有手法开放气道、咽插管、气管插管术、气管切开术和环甲膜穿刺术等，临床上可根据病情和条件选择合适的技术应用。

一、手法开放气道

（一）开放气道的手法

患者意识丧失（loss of consciousness，LOC）并且无呼吸时，应紧急采用开放气道的"三步手法"，即头后仰—托下颌—开口。头后仰可使约25％的患者气道开放，若再使下颌前移，并使口腔适当张开，则可进一步使阻塞的气道开放。

1. 头后仰

首先将患者置于去枕仰卧位，头不可高于胸部，与躯干呈水平位，解开衣领，松开裤带，双上肢放置于身体两侧。急救者立于患者右侧，一手小鱼际侧置于患者前额用力向后压，使其头部后仰。

2. 托下颌

急救者的另一手的示指和中指置于其靠近颏部的下颌骨的下方，托起患者下颌，将颏部向前抬起，使下颌尖、耳垂的连线与地面垂直（即仰面-举颏法）。下颌前移可使其前颈部结构伸展，从而抬举舌根，并使之离开被压迫的咽喉后壁。

3. 开口

急救者立于患者头顶侧，两肘置于患者背部同一水平面上，双手的2～5指自耳垂前将患者下颌骨的升支用力先使下颌向前移，然后向上托起（即托下颌法），使下颌的牙齿移至上颌牙齿的前方，并以两拇指使下唇下拉，使口腔通畅，这样能有效地抬举舌根组织，解除气道的机械性梗阻。

（二）开放气道的方法

1. 仰面-抬颈法

患者去枕平卧，急救者位于患者一侧，一手以小鱼际侧置于患者前额并用力向后推，另一手从其颈部下方伸入并托住颈后部，使患者头部向后仰，颈部向上抬起。此法禁用于头、颈椎损伤的患者（图1-1）。

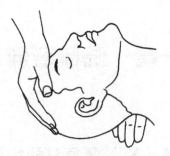

图 1-1　仰面-抬颈法

2. 仰面-举颏法

此法是临床最常使用的手法，如患者无颈椎损伤，可首选此法，而且便于之后做口对口人工呼吸。患者去枕仰卧位，急救者位于患者一侧，一手置患者前额向后加压，使其头部后仰，另一手的（除拇指外）4 个手指置于靠近颏部的下颌骨的下方，将颏部上举抬起，使牙关紧闭（图 1-2）。

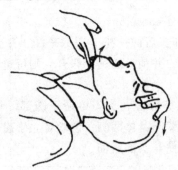

图 1-2　仰面-举颏法

3. 托下颌法

急救者位于患者头顶侧，两肘置于患者背部同一水平面上，用双手抓住患者两侧下颌角向上牵拉，使下颏向前、头后仰，同时两拇指可将下唇下拉，使口腔通畅。急救时，单纯托下颌并使头略微后仰是颈椎损伤患者开放气道的良好手法，可以避免加重脊髓损伤，但不便于口对口人工呼吸（图 1-3）。

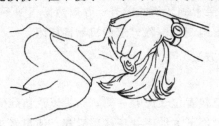

图 1-3　托下颌法

（三）护理要点

1. 严格掌握适应证

进行"三步手法"操作时，当使患者头后仰，张口托起下颌还不能解除气道梗阻时，应考虑上呼吸道有异物存在，此时需及时使患者张口，并用手法或吸引器清除异物，如果患者仍有反应或正处于抽搐时，则不可使用手指清除异物。

2. 颈椎损伤

对疑有颈椎损伤的患者，可先用托下颌法，若仍未成功开放气道，再使用仰面-举颏法，因为过度头后仰也会加重脊髓损伤。绝对禁忌头部前屈或旋转，整体搬动或翻转时保持患者头、颈和躯干在同一轴线上，防止颈部扭曲，进一步加重颈椎损伤。

3. 方法正确

仰面-举颏法时，注意勿压迫颈前部的颏下软组织，以免压迫气管。托下颌时，急救者的第 2～5 指应着力于患者下颌角的升支，不要握住下颌角的水平支，否则反会使口关闭，影响开放气道，还应防止用力过度，以免引起下颌关节脱位。

4. 有效指征

若患者呼吸道异物解除并恢复自主呼吸，这时将气流通畅，鼾声消失。对呼吸停止的患者，下颌托起后，就能有效地开放气道施行口对口或面罩加压人工呼吸。

二、咽插管术

施行手法开放气道虽能有效地使气道开放，但急救者常难以坚持长时间的持续操作。为此，临床上常借助于口咽或鼻咽通气导管进行咽插管，以抵住舌根和舌体，使其前移，离开被压迫的咽后壁，从而解除梗阻，能较方便而持久地维持呼吸道通畅。

（一）鼻咽导管

鼻咽导管是柔软的橡胶或塑料制品，也可用质地柔软、粗细合适的短气管导管代替。临床使用前在导管表面涂以润滑剂，取与腭板平行的方向插入，直至感到越过鼻咽腔的转角处，再向前推进至气流最通畅处，并用胶布固定。

鼻咽导管的优点是可以在患者牙关紧闭或下颌强硬时插入咽腔，患者可长时间带管达 2 个月。患者在临界昏迷状态时也易于耐受鼻咽导管。鼻咽导管易引起鼻咽组织损伤和鼻出血，插管时动作要正确，轻柔，切忌粗暴操作。必要时，插管前可先用麻黄碱液滴鼻，能收缩鼻腔黏膜血管，减少鼻出血。鼻咽导管较细，吸痰困难，应注意导管的选择和充分润滑。

（二）口咽导管

口咽通气导管容易插入，简便、迅速和损伤小，急诊插管选用较多，并能提供较为宽阔的气道，广为临床应用。患者牙关紧闭和开口困难不宜使用，且保留时间不能太长，一般不超过 72 小时。若导管选择不当或操作有误，导管头可将舌背推至咽腔而加重气道阻塞。插口咽通气导管时也应注意避免损坏牙齿，有义齿应取下，不要将两唇夹于导管和门齿之间，以免损伤造成出血。

插口咽导管时先使患者张口，然后将湿润的导管送入口内，沿舌上方反向（导管的凸面朝向患者下颌）下插。当导管插入全长的 1/2 时，将导管旋转 180°（即为正向），并向前继续推进至合适位置。也可用一压舌板下压舌体，然后再将导管沿其上方滑入咽腔。确认口咽导管位置适宜，气流通畅后，用胶布将其妥善固定。

（三）S 形口咽吹气管

S 形口咽吹气管又称急救口咽吹气管和"S"形导管，是一种口对口通气导管。这种导管两端开口相反，由口咽导气管、口盖及口外通气导管三部分组成。其使用如同放置普通口咽导管的方法，将口咽导气管的弯壁凹向上（即反向），从口唇间侧插入。当自导气管的顶端抵达软腭后方时，将口咽导气管翻转 180°（即为正向）。操作者可以一手捏鼻，另一手捏闭口唇周围，以防漏气；或以双手拇指的鱼际隆起部夹闭鼻孔，双手拇指尖及示指封闭口周，其余各指托下颌骨的上行支，向导管口外通气导管吹气，进行口对口人工呼吸。

（四）护理要点

1. 严格掌握适应证

咽插管仅可用于昏迷患者，气道反射完好者，强行插入鼻咽或口咽通气导管容易诱发喉痉挛或恶心、呕吐和呛咳。

2. 体位

咽插管时也需使头后仰，否则当头颈部松弛时，导管末端可部分退缩，舌根部组织仍能后移压于管端和喉开口之间，而起不到开放气道的作用。

3. 导管选择

选用刺激性小和大小合适的通气导管，妥善固定，防止导管滑出或扭曲。插口咽导管时，导管选择不当或操作有误，导管头可将舌背推至咽腔而加重气道阻塞。

三、气管插管术

气管插管是将一特制的气管导管，经口腔或鼻腔从声门置入气管的急救和麻醉技术，是快速建立通畅稳定的人工气道，进行有效通气的最佳方法之一，是所有急救措施的首要步骤。其作用有：①开放气道，确保了控制通气的进行和潮气量的给入，即完成了气管开放和通气两个最关键的步骤；②减少无效腔和降低呼吸道阻力，保证肺通气和肺换气，使患者获得最佳肺泡通气和供氧；③提供了呼吸道雾化、气管内给药和加压给氧的途径；④有利于直接进行气管内吸引，减少胃内容物、唾液、血液及呼吸道分泌物等误吸的可能；⑤可与简易呼吸囊、麻醉机或人工呼吸机相连接进行机械辅助呼吸，便于呼吸道管理；⑥使胸外按压能不间断地进行。因此每个从事急救工作的医护人员均应熟练地掌握此项技术，有条件时应尽早作气管插管，而每个担负急救任务的单位和场所，如救护站、急诊室、ICU、麻醉科、各种病房及院外的各种现场急救等，均应备好气管内插管的设备，以备急用。

（一）适应证

1. 心搏骤停

患者自主呼吸和心跳突然停止，无法有效使用简易呼吸囊，需紧急建立人工气道进行心肺脑复苏者。

2. 呼吸衰竭

严重呼吸衰竭和急性呼吸窘迫综合征（acute respiratory distress syndrome, ARDS），不能满足机体通气和氧供的需要而需人工加压给氧和机械辅助通气者。

3. 上呼吸道阻塞

患者昏迷，神志不清，不能自主清除上呼吸道分泌物，胃内容物反流，或气道出血，随时有误吸可能者，需经气管内吸引者。

4. 上呼吸道损伤

存在上呼吸道损伤、狭窄、阻塞和气管食管瘘等，影响正常通气者。

5. 手术需要

手术时建立人工气道进行全身气管内麻醉或静脉复合麻醉的各种手术患者。颌面部和颈部等部位大手术，呼吸道难以保持通畅者。

6. 其他

新生儿严重窒息的复苏。婴幼儿气管切开前需行气管插管定位者。

（二）禁忌证

1. 咽喉部急性症状和疾病

如急性喉炎、喉头水肿、喉头黏膜下血肿、脓肿、插管创伤引起的严重出血及咽喉部肿瘤、烧灼伤或异物残留者，此类患者在面罩给氧下，应行气管切开较安全。

2. 主动脉瘤

胸主动脉瘤压迫或侵蚀气管壁者，插管可导致主动脉瘤破裂。

3. 下呼吸道梗阻

下呼吸道分泌物潴留所致呼吸困难，分泌物难以从插管内清除，应作气管切开。

4. 其他

颈椎骨折和脱位者。具有严重出血倾向者。

（三）操作程序

1. 评估患者

对患者进行细致、全面、综合的评估。

（1）全身情况：评估患者年龄、病情和麻醉药物过敏史，特别注意呼吸频率和节律。

（2）局部情况：评估患者有无松动的牙齿和活动性义齿，口、鼻腔黏膜有无溃疡和破损，呼吸道有无异常，颈部的活动度。

（3）心理状态：清醒的患者行气管插管时，评估患者有无紧张和恐惧等心理反应及对气管内插管的态度。

（4）健康知识：清醒的患者行气管插管时，评估患者对疾病及气管内插管的相关知识的了解情况和合作程度。

2. 操作准备

（1）操作者准备：衣帽整洁，洗手，戴口罩。熟悉呼吸道的生理解剖结构及气管内插管的操作方法。

（2）患者准备：患者及家属了解气管插管的目的、方法、注意事项、配合要点及并发症，以消除不必要的顾虑。签订气管插管的知情同意书，愿意接受和配合。取下义齿，建立静脉通道，在有条件的情况下连接监护仪，以便随时观察病情。

（3）用物准备：喉镜、气管导管、导管芯、导管润滑剂、听诊器、牙垫、开口器、导管固定带或胶布、吸引器、吸痰用物、简易呼吸囊、呼吸机、10 mL 注射器、插管弯钳、局麻药、咽部麻醉喷雾器、吸氧和通气设备。急救药物，必要时准备护目镜，防护围裙。

喉镜：分为直接和间接两种，目前常用的是间接喉镜。间接喉镜由手柄和镜片两部分组成。其镜片一般有直形和弯形两种。临床大多使用的是弯形镜片，在气管内插管伸入口腔咽喉部进行暴露声门时，不必挑起会厌，对咽喉组织刺激小，从而减少对迷走神经的刺激，操作方便，易于显露声门和便于气管插管，广为临床应用；但在婴幼儿，会厌长而大或会厌过于宽而短的成人，使用直形喉镜片则便于直接挑起会厌而暴露声门，在少数用弯喉镜片难以显露声门的病例常可显示其优点。若声门无法充分地暴露，易导致插管失败或出现较多并发症（图 1-4）。

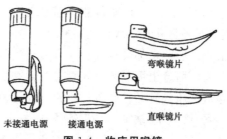

弯喉镜片

未接通电源　　接通电源　　直喉镜片

图 1-4　临床用喉镜

使用前，旋开喉镜手柄底座，装入两节 2 号电池，旋紧底座，左手持手柄，右手拿起镜片，将镜片的卡槽卡在手柄的卡槽上时，结合后的喉镜呈折叠状态。检查光源，左手拿起喉镜，右手持镜片使其外展 90°，呈备用状态，此时镜片上的聚光灯泡会发光（如灯泡不亮，予以检查和更换），检查完毕后仍使喉镜处于折叠的备用状态。在急诊插管盒内，应备齐大、中、小号的直、弯喉镜片以及各型光纤喉镜等，以供不同病例选用。

气管导管：插管时应备齐各种型号的专用气管导管，供婴幼儿、儿童和成年人选用，患者选用的型号取决于气管内径的大小（表 1-1）。一般 6 岁以下儿童选用无套囊气管导管，以免导管内径过小而增加通气阻力。大龄儿童和成年患者均宜使用带套囊的导管。实践证明，橡胶导管虽耐用，但对喉和气管刺激性大，比较僵硬，易产生局部组织损伤和近、远期并发症，现在临床上已较少使用；硅胶氯乙烯导管质地坚韧有弹性，易弯曲但不易压缩、折断，目前一次性的气管导管已在临床推广使用。

表 1-1　各年龄段使用的气管导管型号

年龄	型号（导管的内径数值）/mm	经口腔插管深度（距门齿的距离）/cm
未成熟儿	2.5	8
新生儿	3.0	9
6 个月	3.5	10
1 岁	4.0～4.5	12
2 岁	4.5	13
4 岁	5.0	14
6 岁	5.5	15～16
8 岁	6.0	16～17
10 岁	6.5	17～18
12 岁	7.0	18～20
成年女性	7.0～7.5	22
成年男性	7.5～8.0	22～24

导管上有长度（cm）标志，成人经口腔插管深度（距门齿）一般为 20～26 cm，经鼻插管深度（距外鼻孔）一般比经口插管长 2～3 cm。

导管型号 5.5 以上的一般前端都带有气囊。套囊充气后能有效阻止漏气和口咽腔分泌物流至下呼吸道，而且也可以减少导管对气管黏膜的直接摩擦损伤。目前临床已开始采用大容量低压气管导管套囊，因原有高压型套囊更易对气管黏膜的血循环造成障碍，导致局部缺血和坏死等并发症。套囊内压保持在0.245～0.345 kPa（25～35 mmH$_2$O），小于 0.245 kPa（25 mmH$_2$O）不能起到防止误吸的作用，大于 0.417 kPa（45 mmH$_2$O）则易导致管壁黏膜缺血。使用前需检查导管气囊，并对套囊做充气和放气实验，向内注气 5 mL 左右至气囊膨胀，若此时导管位于气囊中间即可。

导管管芯：导管芯为细金属条，长度适当，以插入导管后其远端距离导管开口 0.5 cm 为宜，可使软质的气管导管弯成所期望的弧度，一般情况下可以不用。但在某些少见病例，例如短颈、声门的解剖位置偏前或张口受限而无法明视声门的患者，可将导管芯插入导管内，并将前段弯成"鱼钩"状，经试探后将导管顺利送入声门，以提高插管的成功率。此外，在已置入气管导管的患者需插胃管时，也常借助于插管钳和咽喉镜操作。

（4）环境准备：室内温度和湿度适宜，环境安静、整洁，光线充足。

3. 操作步骤

（1）经口明视气管插管术：是临床应用最确切、最常用和最广泛的一种气管内插管方法，通常在行紧急气管内插管时，经口插管是首选方法（表 1-2）。其操作成功的关键在于使用喉镜暴露声门。对于心搏、呼吸骤停后深昏迷的急诊患者，只要条件具备应立即行此方法气管内插管，但不易被清醒患者接受，且躁动者可能咬闭导管，引起窒息，口腔内出血、喉部骨折、声门或会厌水肿的患者也不宜使用此法。通常于直视下使用喉镜进行经口气管插管。准备和检查插管所需的设备，选择合适的气管内导管并准备相邻规格的导管各一根，如估计声门暴露有困难者，可在导管内插入导管芯，并将导管前端弯成鱼钩状。

表 1-2　经口与经鼻气管内插管优缺点的比较

	经口插管	经鼻插管
优点	易于插入，适用于急救和手术麻醉时使用，管腔大，便于吸痰，气道阻力大	不通过咽后部三角区，不刺激吞咽反射，患者易于接受，可在清醒状态下进行，留置时间较长，一般 7～14 天，最多可达 2 个月，易于固定，不易脱出，便于口腔护理
缺点	容易移位和脱出，不易耐受，不易长时间使用，一般留置 3～7 天，不便于口腔护理，可引起牙龈和口腔出血	管腔较小，吸痰不方便，不易迅速插入，不宜用于急救，易发生鼻出血和鼻骨折，可并发鼻窦炎和中耳炎等

麻醉：清醒患者可在适量镇静及催眠药的状态下，施行完善的表面麻醉后插管；也可在全麻药和肌肉松弛药的快速诱导下使患者神志消失、呼吸道松弛，插管较容易，无痛苦，但失去了维持气道的张力，有发生误吸的可能。

吸氧：插管前患者用带密封面罩的简易呼吸囊，加压给氧或吸100％的纯氧至少3分钟，因为氧进入肺泡置换出氮气，使肺的功能残气量中储备过多的氧气，可提高氧分压，防止插管过程缺氧，导致呼吸和心搏骤停。

患者体位：患者取仰卧位，枕部垫枕，抬高头部8～10 cm，头伸展后仰，颈部弯曲，使口、咽、喉三轴线尽量重叠呈一直线，以充分显露声门。以左手持喉镜沿右侧口角置入口腔将舌体推向左侧，并沿正中线缓慢轻柔通过悬雍垂，至舌根见会厌。如用弯喉镜片，则直接用喉镜片挑起会厌暴露声门。

操作者站位：操作术者立于患者的头顶部，如抢救患者，应拉开床头。

开口：右手拇指和示指分开患者的上下唇（或以右手示指和中指将下颌托起，用拇指自右侧口角将口腔分开固定），示指抵住上门齿，以两手为开口器，使嘴张开。

喉镜置入：打开喉镜，左手持喉镜手柄，将带照明的喉镜呈直角自口角右侧舌面插入，将舌体推向左侧，并缓缓向下推进，见到腭垂（此为暴露声门的第1个标志）后，镜片移向中线，顺舌背的弯度再稍前进，看到会厌的边缘（此为暴露声门的第2个标志）。

暴露声门：看到会厌后，如用直喉镜可直接显露声门。如用弯喉镜，必须将镜片深入至会厌与舌根交界深处，左手慢慢向前向上用力，一般上提45°，才能使会厌翘起，即可暴露声门裂。通过上提喉镜，可看到声门呈白色，透过声门可见呈暗黑色的气管通道，其下方是食管黏膜，呈鲜红色并关闭。

插入导管：右手持已润滑过消毒凡士林的气管导管从右侧送入口咽部，尖端斜口段对准声门裂。紧贴喉镜的镜叶，在患者的吸气末（声门打开时），将导管轻轻插入，在将导管插深1 cm或导管气囊过声门后，先拔出导管芯，再将导管沿弧形弯度旋转继续进入气管并缓慢送至预定的深度，边插入边观察导管上的刻度（详见表1-1）。成人插入声门下4～5 cm，小儿2～3 cm后，在气管导管旁，立即放置牙垫或口咽通气管，以防患者咬导管或气道阻塞，此时喉镜即可退出。注意并记录在门齿上的导管标记的厘米数，使急救者了解导管插入的深度，防止插入过深进入气管分支。

判断导管位置：检查证实导管在气管内，而非在食管内。如患者呼吸已停止，可用嘴对着导管吹入空气或用简易呼吸囊挤压，观察双侧胸廓对称起伏，同时用听诊器先听诊胃部，如有气过水声，说明导管误入食道，应立即退出，进行预充氧（用简易呼吸囊连接100％氧通气30秒）后再次插管；再听诊双肺，有清晰的肺泡呼吸音并且双侧肺部呼吸音对称、相等，说明气管导管位置适当；若一侧呼吸音强，而另一侧呼吸音减弱或消失，说明插入过深，应拔出导管少许，再次听诊确认，直至两侧呼吸音对称。如使用心电监护仪时，显示氧饱和度数值良好，也有助于判定导管的位置。

妥善固定：导管插入并确定无误后方可固定。放入牙垫，退出镜片，折叠后放入器械盘内，摆正患者体位，将胶布剪成"工"字形，两条横臂的一条将气管导管和牙垫固定一起，另一条黏在上唇和两颊部。

囊套充气：一般用注射器给气囊充气约 3～5 mL 左右，压力大小可以通过挤压注气导管尾端的小气囊判断，使气囊恰好封闭气道为准。

吸痰：将吸痰管插入气管导管内，清除呼吸道内分泌物。

连接辅助呼吸：插管成功后，将呼吸机和气管导管连接，给予机械通气，进一步呼吸支持。

证实插管位置：患者的通气和供氧得到保障后，通知放射科进行床边拍摄 X 线胸片，确定插管位置是否在隆突上 1～2 cm。

健康指导：协助患者取舒适体位，整理床单位，告知患者和家属气管内插管后的注意事项。

用物处理：洗手，整理用物，操作完毕，一次性的导管芯和注射器直接放入医疗垃圾袋中，注射器的针头则放在锐器箱中集中处理，清洁消毒物品后归原处。

（2）经鼻气管插管术：对于张口困难、下颌活动受限、颈部损伤、头不能后仰或口腔内损伤，经口插管难于耐受等情况，可选用经鼻气管插管。此外，由于经鼻气管插管的患者对导管的耐受性强，感觉也较为舒适，较容易进行口腔护理，所以经鼻气管插管也适用于需长时间保留导管的患者。但其操作技术要求较高，插管难度大且费时，易损伤鼻腔黏膜，不适于紧急心肺复苏时进行，所用的气管导管较细会增加气道阻力，同时也不利于呼吸道分泌物的清除。经鼻气管插管分为盲探插管、明视插管和纤维支气管镜辅助插管 3 种方式。①患者体位同前，在插管过程中需根据呼出气流的强弱来判断导管前进的方向及是否进入气管，危重患者有呼吸时方可选用此法。②插管前先检查并选择一个畅通的鼻孔，最好是右侧。向患者（尤其是清醒者）的鼻孔内滴或喷入少量血管收缩药如麻黄碱和去氧肾上腺素，使鼻腔黏膜的血管收缩，以扩大鼻腔气道，减少插管出血；施行咽、喉及气管表面麻醉可减轻插管过程的不适，清醒患者可滴入适量局部麻醉药（如 1‰丁卡因）。③选一根大小和曲度合适、质地柔软不带套囊的导管，充分润滑导管头端，也可从插管侧鼻孔滴入少量液状石蜡，从外鼻孔插入鼻腔。取与腭板平行，最好是导管的斜面对向鼻中隔，在枕部稍抬高并使头中度后仰的体位下，使导管沿下鼻道经鼻底部，出鼻后孔轻推导管越过鼻咽角至咽腔。

经鼻明视插管术。喉镜能全部进入口腔者可采用此方法。当导管通过鼻腔后，如患者可张口，则可借助于左手持喉镜暴露声门，右手继续推进导管，也可用插管钳或插管钩，持导管前端或将导管头部引至正确部位后插入声门。其余步骤同经口气管内插管。

经鼻盲探插管术。此插管法的禁忌证包括：①紧急心肺复苏时，呼吸停止；②严重鼻部或颌面部骨折；③凝血功能障碍；④鼻或鼻咽部梗阻，如鼻息肉、鼻中隔偏曲、囊肿、脓肿、过敏性鼻炎、异物和血肿等；⑤颅底骨折。此法患者必须有自主呼吸，因为在插管过程中，需要靠边前进边倾听呼出气流的强弱来判断导管前进的方向。插管中，用左手调整头位，右手调整导管口的位置，可捻转导管使其尖端左右转向，或可伸屈头部使导管头前后移位，或将头部适当左、右侧，都可改变导管前进方向，寻找呼出气流最强的位置。当患者呼气时，用左手托住其枕部将头稍稍抬起前屈，以便在导管内听到最清晰的管状呼吸音，并趁呼气末（声门打开）时将导管向前推进至气管。若感到推进阻力减小，听到管内呼出的气流更加明显，有时患者有咳嗽反射，或接上麻醉机可见呼吸囊随着患者呼吸运动而张缩，则表明导管已进入声门。其余步骤同经口气管内插管（见表1-2）。

（四）护理要点

1. 准备充分

气管内插管要做好充分的准备工作，防止各种意外情况的发生。在临床实际工作中，操作者除了选择预备使用的一根气管导管外，还要准备较此导管大1号和小1号的气管导管各一支，以便随时更换使用。

2. 并发症的预防

（1）损伤：常见有口唇、舌、鼻咽黏膜、咽后壁、声带的损伤，出血、牙齿松动或脱落以及喉头水肿。操作者要技术熟练，动作轻柔，操作时迅速准确。用力不当或过猛，还可引起颞下颌关节脱位。应将喉镜着力点始终放在喉镜片的顶端，初学插管者常见的失误是用喉镜冲撞上门齿，并以此作为支点旋转喉镜来暴露声门，从而导致牙齿的损伤，必要时上门齿处可垫一块方纱布。插管困难时不应强行插入，可改用小一号的导管。固定时，咬口胶或牙垫应置于上、下白齿之间，不能置于上、下门齿之间，以免固定不牢且易引起牙齿松脱。

（2）误吸：由于上呼吸道的插管和手法操作，可能引起呕吐和胃内容物误吸至下呼吸道。在插管过程中随时吸出呼吸道分泌物，防窒息。引起呕吐时，立即在会厌处后压环状软骨，从而压闭食管入口，避免胃内容物反流和误吸。对心搏骤停者通气及给氧后，应立即行气管插管，避免胃扩张误吸。

（3）缺氧：插管前先行人工呼吸或吸氧，以免因插管费时加重患者缺氧状态。熟练掌握操作技术，尽量缩短插管时间，同时注意给氧，是改善缺氧的主要手段。通常每次插管操作时间不应超过30秒，45秒是插管的极限，超过此时间将导致机体缺氧。每次操作时，中断呼吸时间不应超过 30～45 秒，如一次操作未成功，应立即给予充分地预充氧后，然后重复上述步骤。

（4）误入食管：由于操作不当，导致插管位置不当误插入食管内，是气管插管最严重的并发症。患者不能得到任何肺通气或氧合（除非患者有自主呼吸），还可能造成急性胃扩张，增加了呕吐和误吸的危险。如急救人员不能及时发现，患者将出现不可逆的脑损伤或死亡。

（5）喉、支气管痉挛：是插管严重并发症，剧烈呛咳、憋气、喉头及支气管痉挛，可导致缺氧加重，严重的迷走神经反射引起心律失常、血压升高甚至心搏骤停。插管前适当加强麻醉，插管前行喉头和气管内表面麻醉，应用麻醉性镇痛药或短效降压药，可预防心血管反应。喉头和声门应充分暴露，在声门打开时再置入导管以免引起喉头水肿。经鼻盲探插管术的反复进行操作，易引起咽部水肿和喉痉挛等，如果连续 3 次插管失败，应考虑改用其他方法。必要时立即行环甲膜穿刺或气管切开。

（6）喉炎：与插管时间正相关。表现为拔管后的声音嘶哑和刺激性咳嗽，重症表现为吸气性呼吸困难而出现缺氧，可做超声雾化吸入，必要时做气管切开。

（7）肺炎和肺不张：各项操作、搬动患者、患者自身活动或固定不当等导致气管插管过深，进入一侧的主支气管，以右主支气管较常见，导致右侧肺单侧通气，一方面可因右肺高容通气造成气压伤（或称容积伤），另一方面左肺无通气而造成肺不张。掌握导管插入深度，一般为鼻尖至耳垂外加 4～5 cm（小儿 2～3 cm）。插管后应检查两肺的呼吸音是否对称，如有怀疑，应将导管气囊放气，轻轻往外退出导管1～2 cm后，再次确认位置，检查患者的临床征象，包括胸廓扩张、呼吸音和氧合情况，再行胸部摄片。

（8）导管脱出：经常对导管位置进行评估，常规听诊两肺的呼吸音，观察气管导管外露的程度，每班记录导管插入的长度并做好交接班。妥善固定导管，尤其是在患者改变体位、被移动或对其实施操作后。意识障碍的患者要防止其自行拔管，或躁动造成导管脱落。发现胶布粘贴失效时及时更换，胶布过敏者要改用其他方法固定。脱出后，立即改用简易呼吸囊进行通气，心搏骤停者在持续胸外按压和按需除颤后，再尝试重新插管。

3. 气囊充气与放气

气囊充气以最小压力充气，并能恰好封闭导管与气管壁间隙为宜，充气后气囊的压力为 2.26～2.66 kPa，以防分泌物和呕吐物倒流入气管而引起窒息和机械通气时阻止气体漏出。

（1）方法：导管留置期间，气囊每 4～6 小时放气 1 次，每次放气 5～10 分钟后再充气。放气时，先负压充分吸尽气道内分泌物，再用注射器缓慢抽吸囊内气体。充气后，需测量导管末端到牙齿的距离，并与原来的数据相比较，确保导管位置且固定良好。

（2）注意事项：勿盲目注射大量空气，或充气时间过长，气管壁黏膜可因受压而造成局部缺血性损伤，发生溃疡和坏死。进行充、放气操作时，应注意防止导管脱出。

4. 湿化气道

气管插管的患者吸入的气体未经过鼻腔黏膜的加温加湿作用，因此需要湿化和加温设备。

（1）气管导管如不接呼吸机，导管口外覆盖 1～2 层生理盐水纱布，并保持湿润状态，以湿化吸入的气体并防止灰尘吸入。

（2）接呼吸机者给湿化罐加水，也可给予湿化器雾化吸入。

5. 及时拔管

气管内口插管留置时间一般不超过 72 小时，病情不见改善，可考虑拔管后，进行气管切开。所有需要插管的指征消除时也可考虑拔管。

（1）拔管的操作步骤：①拔管前，先充分吸引气管内及口腔、鼻腔的分泌物。②以 100% 的纯氧通气 10 分钟后，再拔管。③拔管时，患者取半卧位，以防误吸气管内的分泌物、咳出物及呕吐物，同时也有利于胸部扩张。④使用带气囊导管，应先将气囊内的气体抽出。放气后，颈部可听诊到吸气时漏气气流，说明患者无喉头水肿或气道阻塞。⑤拔出时，嘱患者深吸气，在吸气末转为呼气相时，缓慢地将导管拔出或用简易呼吸囊使呼吸道内保持正压，以保证拔管后第一次呼吸是呼出气体，避免分泌物吸入。

（2）拔管的注意事项：患者应尽早进行深呼吸和咳痰训练，以便拔管后能自行清理呼吸道。拔管尽量在白天进行，以便观察病情，及时处理所发生的并发症。

6. 拔管后护理

注意观察患者神志及缺氧表现，有无声音嘶哑、呛咳和吸气性呼吸困难等并发症，防止发生喉头水肿，保持呼吸道通畅。如发现由于杓状关节脱位而导致的发音困难，应及时给予复位。拔管后，立即给予面罩吸氧或高流量的鼻导管吸氧继续呼吸支持，30 分钟后复查动脉血气变化。拔管后 4 小时内禁食，禁止使用镇静剂。鼓励患者自行咳嗽、排痰，定时变换体位，拍背。严密观察患者的生命体征，包括血压、脉搏、呼吸、血氧饱和度和神志等。保持口和鼻腔清洁，每 4～6 小时口腔护理 1 次。

四、气管切开术

气管切开术是指将颈段气管的前壁切开，通过切口将适当大小的气管套管插入气管内，患者直接经套管进行呼吸或连接呼吸机实施机械通气治疗的一种手术操作方法。与其他人工气道相比，其套管内腔较大，导管较短，因而可减少无效腔和降低呼吸道阻力，易于清除气道内的分泌物和脓血，便于应用机械通气或加压给氧。气管切开术主要用于严重喉阻塞的紧急救护，或需要长期机械辅助呼吸的患者，是一种解除呼吸困难和抢救患者生命的急诊手术，因其操作复杂、创伤较大和对护理要求高，一般不作为机械通气的首选途径。可分为传统气管切开术和经皮扩张气管切开术。

（一）适应证

1. 上呼吸道阻塞

各种原因造成的上呼吸道阻塞造成呼吸困难，如喉水肿、急性喉炎、上呼吸道烧伤、喉部及气管内异物；严重颌面、颈部外伤以及上呼吸道外伤伴软组织肿胀或骨折、异物等。

2. 下呼吸道阻塞

严重的颅脑外伤及其他原因造成昏迷及重大胸、腹部手术后的患者，导致咳嗽和排痰功能减退，呼吸道分泌物黏稠潴留，使下呼吸道阻塞和肺不张等，造成肺泡通气不足和呼吸困难。

3. 呼吸功能减退或衰竭

肺功能不全、重症肌无力者和呼吸肌麻痹等所致的呼吸功能减退或衰竭，需要机械通气。

4. 预防性气管切开

某些手术的前置手术，如颌面部、口腔、咽和喉部手术时，便于麻醉管理，防止血液流入下呼吸道引起窒息和术后局部肿胀阻碍呼吸。

5. 其他

不能经口、鼻气管插管者；呼吸道内异物不能经喉取出者；气管插管留置时间超过 72 小时，仍然需呼吸机进行机械通气治疗者。

（二）禁忌证

有明显出血倾向和凝血机制异常者要慎重；下呼吸道占位而导致的呼吸道梗阻等。

（三）操作程序

1. 评估患者

（1）全身情况：评估患者的年龄、病情和麻醉药物过敏史，应特别注意患者的呼吸频率与节律。

（2）局部情况：评估患者呼吸道的梗阻情况、颈部皮肤有无感染或异常。

（3）心理状态：评估患者有无紧张和恐惧等心理反应及对气管切开术的态度。

（4）健康知识：评估患者对疾病及气管切开术的相关知识的了解情况和合作

程度。

2. 操作准备

（1）操作者准备：衣帽整洁，洗手，戴口罩。熟悉气管切开方法。

（2）患者准备：常规颈部备皮，做普鲁卡因皮试。按常规建立静脉输液通路并保持通畅。患者及家属了解气管切开的意义和可能发生的并发症。签订气管切开术的知情同意书，愿意接受和配合。

（3）用物准备：气管切开包（内有甲状腺拉钩、气管扩张钳、手术刀、组织剪、止血钳、持针钳、医用缝针、手术镊子、乳胶管和无菌孔巾等），紧急情况下一刀、一钳、一剪、一镊即可。

气管切开套管：气管套管由内、外套管和内芯组成（图1-5）。放入内套管时功能同普通气管导管，拔出内套管后气流尚可经外套管开口流入呼吸道，外套管还可用于拔管前的封管或长期带管者。气管套管分为10个型号，型号的选择可参考表1-3。

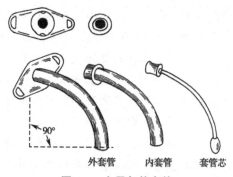

图 1-5　金属气管套管

表 1-3　气管套管的选择

导管型号	1	2	3	4	5	6	7	8	9	10
内径/mm	3.6	4.0	4.5	5.0	5.5	6.0	7.0	8.0	9.0	10.0
长度/mm	40	42	46	55	55	60	65	70	75	80
适用年龄/岁	<1	1	2	4	6	8	10	14	成年女性	成年男性

其他用物：供氧装置、简易呼吸囊、呼吸机、负压吸引装置、吸痰用物、麻醉用物（1%～2%普鲁卡因或2%利多卡因）、10 mL注射器、急救药物、生理盐水、消毒药品、无菌手套和手术照明灯等。

（4）环境准备：室内温、湿度适宜，光线充足，除紧急气管切开外，一般要求在洁净的消毒环境下实施。

3. 操作步骤

（1）核对患者：对清醒患者给予解释，取得患者合作。

（2）体位：患者仰卧位，肩部垫一枕头或沙袋，使颈部伸展头后仰，并固定于正中位，下颌对准胸骨上切迹，使下颌、喉结和胸骨切迹在一条直线上，以便充分暴露和寻找气管。

（3）麻醉：皮肤消毒铺巾后，颈前中线上甲状软骨下至胸骨上切迹皮下及筋膜下做局部浸润麻醉。对昏迷患者、无知觉或情况紧急者可不予麻醉。

（4）传统气管切开术：气管切开部位应选择在以胸骨上窝为顶、两侧胸锁乳突肌前缘为边的三角区域内，不得高于第 2 气管软骨环或低于第 5 气管软骨环，一般以第 3、4 气管软骨环为中心做切口。

横切口：适合于颈部短而粗的患者，切口愈合后不易看出瘢痕痕迹。在环状软骨下约 3 cm 处，沿颈前皮肤横纹作 4～5 cm 切口，切开皮肤、皮下达颈前筋膜。

纵切口：自环状软骨下缘至胸骨上窝上一横指处，颈前正中线，纵行切开皮肤及皮下组织并进行分离，暴露颈前正中白线。

暴露气管：分离颈前组织，仔细止血，用拉钩将双侧肌缘向两侧拉开，保持气管正中位置，分离气管筋膜与肌肉即可暴露气管。如甲状腺峡部妨碍气管暴露，若峡部不过宽可在其下缘用小钩将峡部向上牵拉游离，若峡部较宽，必要时可用血管钳夹持切断包扎，并向两侧拉开，暴露气管环的前壁。

气管切开：用示指触摸有一定弹性及凹凸感以确认气管，显示第 3、4、5 气管软骨环，用刀片自下而上切开，一般切开第 3～4 或第 4～5 两个软骨环即可。

插入气管套管：气管切开后，迅速用弯钳或气管切口撑开器将切口撑开，插入大小合适的气管套管，取出套管芯后可看到有气体及分泌物自管口排出，立即用吸引器吸净气管内的分泌物及血液。

置入内管：证实套管在气管内后，插入内套管并与其他通气管道相连接，气囊适当充气。

缝合切口：检查伤口并妥善止血，如皮肤切口长，可在切口上方酌情缝合1～2针。

固定气管套管：在套管与伤口之间垫一块从中线剪开约 3/5 的开口纱布，从套管底板下面围住外套管，以保护切口；气管导管两侧用系带打结固定，两侧系带与皮肤之间垫纱布减少系带对皮肤的摩擦，松紧度以插进一指为宜。

术后处理与健康指导：向患者及家属解释置管后的注意事项。气管切开的患者易发生恐惧感，觉得病情重、情绪悲观、思想负担重，因此应加强他们的心理护理，使他们树立战胜疾病的信心。洗手，整理用物，垃圾按要求分类处理。

观察和记录：注意观察切开部位有无渗血，同时注意继续观察患者神志、脉搏和血压等生命体征及其他不良反应。记录气管切开的时间、部位及患者的病情变化。

（5）经皮穿刺扩张气管切开术：近年来，国内外正逐步开展一种新的方法，即采用经皮穿刺气管套管置管术，其具有操作简便、快速和微创等优点，而且并发症少于传统气管切开术。此操作另外需要的特殊器械有穿刺针、导引钢丝、皮下软组织扩张器及扩张钳等。持穿刺针在第 1～2 或第 2～3 气管软骨环作穿刺进针，有突破感，回抽有气体入注射器，证实穿刺针已进入气管。取下注射器，将导引钢丝插入穿刺针头 10 cm 左右并固定。退出穿刺针，用皮下软组织扩张器穿过导引钢丝，穿透扩张开气管前软组织和气管前壁。退出扩张器，进一步用扩张钳扩张气管。沿导引钢丝将气管套管置入气管后，退出导引钢丝及拔出套管芯。充分吸尽气管套管内的分泌物并证实气道通畅后，将气囊注气。其余步骤同传统气管切开术。

（四）护理要点

1. 插管操作规范

医护人员要严格执行无菌操作原则，预防交叉感染。

（1）体位：取合适体位，不能仰卧者可以取坐位或半坐位，对呼吸困难者不必强求体位，以不加重呼吸困难为原则。

（2）切开与缝合：切开气管时严禁损伤或切断环状软骨和第 1 软骨环，以免形成喉部狭窄。

2. 并发症的预防

气管切开术是一种有创的技术方法，操作不当可导致一定的并发症，临床上应予以重视。

（1）皮下气肿：是术后常见的并发症，与气管前软组织分离过多、气管切口外短内长、导管较细、套管过短或皮肤切口缝合过紧有关。自气管套管周围逸出的气体可沿切口进入皮下组织间隙，沿皮下组织蔓延可达头面和胸腹部，但一般多限于颈部。套管下方创口不予缝合，以免发生皮下气肿，并便于引流。一般不需作特殊处理，多于 1 周后自行吸收。

（2）气胸与纵隔气肿：较严重的并发症，轻者无明显症状，严重者可引起窒息。多为术中分离偏向右侧，位置较低误伤胸膜顶所致和术中过多分离气管前筋膜，气体沿气管前筋膜进入纵隔。操作中应同时切开气管和气管前筋膜，两者不可分离，以免引起纵隔气肿。X 线检查确诊气胸后，应行胸膜腔穿刺以抽出气体，严重者可行胸腔闭式引流。

（3）出血：多由于术中误伤大血管、止血不完善或患者有凝血机制障碍所致，少见于气管套管下端压迫损伤气管前壁及无名动脉壁，加之感染导致无名动脉糜烂破溃而导致大出血；术后早期少量出血多由于手术中止血不充分引起，创口感染或肉芽组织增生所致；出血速度慢者可出现压迫症状，或致外出血，出血速度快者可致休克或窒息。

常规的预防：①应用抗凝药物患者应在停药后 24 小时再行手术为宜；②患者头部应始终保持正中位，皮肤切口要保持在正中线上，防止损伤颈部两侧血管及甲状腺；③术中应仔细操作，避免损伤周围组织血管；④术中伤口少量出血，可经压迫止血或填入明胶海绵止血，若出血较多，提示有血管损伤，应检查伤口并结扎出血点。

致命性大出血的预防：①切开的位置不宜过低，不可低于第5～6气管环；②尽量少分离气管前组织，避免损伤前壁的血液供应；③选择适当的气管套管并检查套管气囊是否正确充气；④若发现套管引起刺激性咳嗽或有少量鲜血咯出，应立即换管；⑤严重出血的患者可静脉滴注垂体后叶素，有条件时可行纤维支气管镜下止血。

（4）气管-食管瘘：较少见但很严重的并发症。喉源性呼吸困难时，由于气管内呈负压状态，术中切开过深，动作过猛，可损伤气管后壁及食管前壁，感染后形成瘘管，引起气管-食管瘘。气管套管位置不合适，套管压迫及摩擦气管后壁，引起局部溃疡或感染。切开气管时应注意刀尖自下向上挑开，用力适当，不可刺入太深，以 2～3 mm 为宜。对疑有气管-食管瘘的患者需行食管吞碘造影，明确后应禁食。较小而短时间的瘘孔，更换短的气管套管，拔除鼻饲管，以减少糜烂处的刺激并加强营养，可自行愈合，瘘口较大或时间较长，上皮已长入瘘口者，则需手术修补。

（5）气管套管脱出：气管切开术后当颈部组织肿胀消退，固定气管套管的系带发生松弛，或患者过于肥胖，头颈部短粗，气管较深，切开口位置较低，相对气管套管较短，置入气管内部分过少，切口纱布过厚等导致患者剧烈咳嗽时，容易套管脱出。气管套管要固定牢固，术后应经常检查固定带的松紧，一般固定带和皮肤之间恰能插入一指为度，并根据颈部组织消肿的程度及时适当调节，太紧也会影响血液循环。临床表现为呼吸困难和全身发绀等严重症状，应严密观察及预防。

（6）支气管肺部感染：最常见的并发症。人工气道的建立、湿化、雾化吸入和吸痰等各种操作，增加了病原菌的侵入机会，分泌物潴留而阻塞下呼吸道引起肺不张，全身营养状况的减退，局部和全身的免疫防御功能的减弱等均增加了肺部感染的机会。护理：①严格执行无菌操作，掌握规范的吸痰术；②预防吸入性肺炎，病情许可时，患者应置于30°的体位，尤其是鼻饲时头部应抬高30°～45°，鼻饲后应至少维持此体位 1 小时，以防胃内容物反流；③呼吸机的螺纹管路应低于插管连接管，冷凝水收集瓶应置于管道最低位置，随时倾倒，防止倒流；④加强口腔护理。⑤密切观察有无拔管指征，及时拔管。

3. 定期消毒

做好伤口护理及基础护理，防止继发感染。

（1）局部伤口：每日更换保护切口的无菌纱布垫 2 次，分泌物多时应该随时更换，观察有无红肿、异味及分泌物，保持局部干燥。

（2）口腔护理：气管切开术后患者，口腔正常的咀嚼减少或停止，很容易导致口腔黏膜或牙龈感染和溃疡。每天可用呋喃西林溶液作口腔护理 2 次，用湿盐水纱布覆盖口鼻部。

4. 气囊的充气与放气

套管气囊应按常规充气，防止发生误吸和漏气。

（1）机械通气：要求充气达气道密闭状态，防止送气过程漏气。

（2）非机械通气：并可自行排痰者，可少量充气或暂时不充气。

5. 套管更换

一般情况下，一次性的气管套管无需定期更换，但留置期间出现气囊损坏漏气，套管损坏、扭曲或堵塞时，则必须更换。

（1）一次性气管套管：因其无内套管，无法取出清洗，置管时间长时内壁易黏附痰痂阻塞管道，临床上除吸痰和湿化呼吸道外，可及时用无菌长直夹钳或枪状镊夹取清除痰痂，防止套管堵塞。

（2）金属外套管：在术后 1 周内无特殊需要不宜更换，因气管切口窦道的形成需 1 周，取出后不宜回放。如必须更换，则需做好与首次气管切开相同的准备，拆除缝线以拉钩拉开切口，更换外管。

（3）金属内套管：每日更换一次性的内套管 1～2 次，防止分泌物堵塞内腔，阻塞呼吸道。

6. 湿化气道

保持室温适宜（22～25℃），相对湿度在 60% 以上，室内可经常洒水或使用加湿器。

（1）不接呼吸机者：气管套管外口覆盖 1～2 层生理盐水纱布，并保持湿润状态，以湿化吸入的气体及防止灰尘进入。

（2）接呼吸机者：给呼吸机的湿化罐加水持续吸入，也可给予湿化器雾化吸入。

7. 保持气道通畅

及时吸痰，防止分泌物黏结成痂阻塞，每次吸痰时间不超过15秒，两次抽吸间隔 3～5 分钟。吸痰间隔或吸痰前，给予加大氧流量或纯氧吸入。气管切开患者给氧，不可将氧气导管直接插入内套管内，应用"T"形管或氧罩。痰液黏稠时，可予雾化吸入或套管内滴入 3～5 mL 生理盐水以稀释痰液，每 30～60 分钟 1 次。如患者突然发生呼吸困难、发绀和烦躁不安，应立即将套管气囊一起取出检查。

8. 及时拔管

全身情况好转，病因解除后，即可试行拔管。

(1) 拔管前准备：必须先行用软木塞或胶布、套管芯，试堵内套管管口的1/3，如无呼吸困难，可进一步堵塞 1/2、2/3，直至全部堵塞。堵管全程必须监测患者的生命体征和血氧饱和度，以防发生意外。如出现呼吸困难和患者不能耐受，应及时去除堵管的栓子。软木塞或胶布必须用线固定在气管套管的固定带上，以防被吸入气管。一般全堵管 1～2 天后，患者活动和睡眠均无呼吸困难，确认呼吸道顺畅，即可拔管。

(2) 拔管步骤：①拔管前先将气囊放气，吸尽潴留在气囊上方口咽部或气管内分泌物，以防拔管后流入下呼吸道而引起窒息或感染，然后松开固定带，顺套管弯度慢慢拔出。如呼吸困难，应立即用另一消毒气管套管由原切口插入。②不需缝合伤口，消毒伤口周围皮肤后用蝶形胶布将切口两侧皮肤向正中线拉拢对合，外覆盖无菌敷料，2～3 天后自行愈合。③拔管后 48 小时内密切观察呼吸的变化并常规配备抢救设备，患者床头应放置一套气管切开器械和同型号气管套管，万一拔管后出现呼吸困难时，需要重新插管。

五、环甲膜穿刺术

环甲膜穿刺是用粗针头进行环甲膜穿刺，并可接上"T"形管进行输氧，可暂时缓解患者严重的缺氧情况，紧急建立人工气道，为气管内插管或气管切开等进一步的救治工作赢得时间，主要用于现场急救。其具有简便、快捷、有效的优点，是在紧急情况下进行呼吸复苏的一种最简单、最迅速的开放气道的急救措施，而且稍微接受过急救教育和培训的人都能掌握。

环甲膜是位于甲状软骨和环状软骨之间的软组织，位置比较容易找到，自己可以低头寻找，沿喉结最突出处向下轻轻地摸，在约 2～3 cm 处有一如黄豆大小的凹陷，此处即为环甲膜的位置所在。

（一）适应证

1. 上呼吸道梗阻

各种原因引起的上呼吸道梗阻，如异物和声门水肿引起的喉梗阻；颌面部、颈部外伤及喉头水肿时导致气道阻塞，需立即进行通气者。

2. 下呼吸道梗阻

无法经口、鼻插管或插管失败者，需通过穿刺吸引气道内的分泌物，也用于有紧急建立人工气道的指征，但无条件立即实施者。

3. 其他

采集未被咽部细菌污染的痰标本。气管内注射治疗药物。

（二）禁忌证

环甲膜处有明显肿瘤和畸形者。已明确呼吸道阻塞发生在环甲膜水平以下者。有明显出血倾向者。

（三）操作程序

1. 评估患者

（1）全身情况：评估患者年龄、病情、意识和生命体征，特别注意呼吸频率和节律。

（2）局部情况：评估患者有无出血倾向，呼吸道有无异常及梗阻情况，颈部的活动度。

（3）心理状态：清醒的患者行环甲膜穿刺时，评估患者有无紧张、焦虑和恐惧等心理反应及对行环甲膜穿刺的态度。

（4）健康知识：清醒的患者行环甲膜穿刺时，评估患者对疾病及环甲膜穿刺的相关知识的了解和合作程度。

2. 操作准备

（1）操作者准备：衣帽整洁，洗手，戴口罩。熟悉环甲膜的生理解剖结构及穿刺方法。

（2）患者准备：患者及家属了解环甲膜穿刺术的目的、方法、注意事项、配合要点及并发症，以消除不必要的顾虑。签订环甲膜穿刺术的知情同意书，愿意接受和配合。取下义齿，建立静脉通道。

（3）用物准备：环甲膜穿刺针或 16 号注射针头、无菌注射器、局麻药、消毒液、"T"形管和氧气连接装置；或环甲膜穿刺套装（内含环甲膜穿刺器、注射器、环甲膜穿刺套管固定带和呼吸延长管）。

3. 操作步骤

（1）体位：取仰卧位，尽可能使头后仰、颈过伸。

（2）定位和消毒：颈前正中线甲状软骨下缘与环状软骨上缘之间的凹陷处即环甲膜；用消毒液对环甲膜前皮肤进行常规消毒。

（3）麻醉：穿刺部位局部麻醉，危急情况下可不做局部麻醉。

（4）穿刺：一手拇指与中指固定环甲膜两侧处皮肤，示指触摸穿刺部位；另一手持环甲膜穿刺针或注射器垂直刺入环甲膜，出现落空感即表示针尖已进入喉腔，此刻立即停止进针，挤压患者双侧胸部，有气体自针头处逸出，或接注射器回抽有空气，表明穿刺成功。

（5）固定：垂直固定穿刺针，"T"形管上臂的一端与针头连接，"T"形管的下臂连接供氧装置，如气道内有分泌物可负压吸引，还可右手示指间歇地堵住"T"形管上臂的另一端开口处而进行人工呼吸等操作。

（6）留置给药：若经针头导入支气管留置给药管，在针头退出后，用纱布包裹并固定。

（7）处理用物，记录穿刺的时间。

(四) 护理要点

(1) 环甲膜穿刺术是不稳定性的气道开放操作，患者通气障碍的紧急情况解除后，应立即另行正规的气管切开或异物取出等确定性处理，穿刺针留置时间最迟不超过 24 小时。

(2) 必须回抽有空气或确定针尖在喉腔内才能注射药物。注入药物应以等渗盐水配制，pH 要适宜，以减少对气管黏膜的刺激。注射时嘱患者勿吞咽及咳嗽，注射速度要快。

(3) 穿刺用物应随时消毒，呈备用状态，接口必须紧密不漏气。

(4) 并发症的预防。①出血：对于凝血功能障碍的患者宜慎重选择；术中注意患者生命体征，观察穿刺部位有无出血，做好止血措施防止反流入气管。穿刺处出血较多，用无菌干棉球压迫止血，并适当延长压迫时间，以免血液反流入气管内。术后如患者咳出少量带血的分泌物，嘱患者勿紧张，一般均在 1~2 天内即可消失。②食管穿孔：食管位于气管的后端，若穿刺时用力过大过猛，或没掌握好进针深度，均可穿破食管，形成食管-气管瘘。穿刺时要贴着环状软骨上缘刺入，一般感觉环甲膜比较韧，略有阻力，刺破后有落空感。进针不要过深，在针头拔出之前应防止做吞咽动作，避免损伤喉后壁黏膜及食管壁。③皮下或纵隔气肿：穿刺前正确定位，垂直刺入，防止皮下气肿。患者剧烈咳嗽时，不易进行环甲膜穿刺，有造成皮下气肿的可能。

第二节　机械通气和人工气道管理

由于各种原因导致呼吸器官不能维持正常的气体交换，即发生呼吸衰竭者，以人工机械装置（主要是呼吸机）的通气代替、控制或辅助患者呼吸，以达到增加通气量、改善气体交换和维持呼吸功能等目的，此疗法称为机械通气或通气支持疗法。

机械通气的工作原理是建立气道口与肺泡间的压力差。机械通气可取代或部分取代自主呼吸，缓解呼吸肌疲劳。

呼吸机是一种人工替代性的通气手段，作为急、慢性呼吸衰竭的一种治疗设备，目前已广泛应用于重症监护、手术麻醉和急救复苏等领域，可以有效地缓解呼吸衰竭，提高急危重症的抢救成功率，为采取针对性的病因治疗争取时间和条件。

一、人工呼吸机概述

（一）基本构造

1. 动力部分和气源

压缩空气、压缩氧气和空氧混合器三部分组成供气系统。

2. 加温湿化器

保证供给患者温暖而湿润的气体，防止干冷气体对呼吸道黏膜产生刺激而致气道分泌物增多、黏稠而不易咳出。

3. 连接部分

常为聚氯乙烯或硅胶螺纹管路，分为单路或双路，由连接管路、呼气阀和传感器三部分构成。

4. 主机

由微电脑或电子集成组成控制系统，包括通气模式选择、通气参数调节、监测和报警装置四部分。

（二）工作原理

机械通气是通过机械装置建立肺泡-气道口压力差，从而产生肺泡通气的动力。吸气时，吸气控制开关打开，通过对气道口（口腔、鼻腔或气管插管及气管切开插管导管）施加正压将气体压入肺内；停止送气后移去外加压力，气道口恢复大气压，胸廓回缩，产生呼气。

呼吸机必须具备四个基本功能，即向肺充气、吸气向呼气转换、排出肺泡气以及呼气向吸气转换，依次循环往复。因此必须有：①能提供输送气体的动力，代替人体呼吸肌的工作；②能产生一定的呼吸节律，包括呼吸频率和吸呼比，以代替人体呼吸中枢支配呼吸节律的功能；③能提供合适的潮气量（VT）或分钟通气量（MV），以满足呼吸代谢的需要；④供给的气体最好经过加温和湿化，代替人体鼻腔功能，并能供给高于大气中所含的 O_2 量，以提高吸入 O_2 浓度，改善氧合功能。

（三）临床意义

维持和改善通气功能、换气功能。减轻呼吸做功消耗，节约心脏储备能力。肺内雾化吸入。纠正病理性呼吸动作。高浓度氧疗。为麻醉中使用镇静剂和肌肉松弛药，提供呼吸保障。

（四）常见呼吸机类型

1. 按照与患者的连接方式分类

（1）无创呼吸机：呼吸机通过面罩与患者连接，通常用于 10 岁以上成人使用。

（2）有创呼吸机：呼吸机通过气管切开插管或经口、经鼻插管与患者连接。

2．按用途分类

（1）急救呼吸机：专用于现场急救。

（2）呼吸治疗通气机：对呼吸功能不全患者，进行长时间通气支持和呼吸治疗。

（3）麻醉呼吸机：专用于麻醉呼吸管理。

（4）小儿呼吸机：专用于小儿和新生儿通气支持和呼吸治疗。

（5）高频呼吸机：具备通气频率＞60 次/分功能。

（6）无创呼吸机：经面罩或鼻罩进行通气支持。

3．按驱动方式分类

（1）气动气控呼吸机：通气源和控制系统均只以氧气为动力来源。多为便携式急救呼吸机。

（2）电动电控呼吸机：通气源和控制系统均以电源为动力，内部有汽缸和活塞泵等，功能较简单的呼吸机。

（3）气动电控呼吸机：通气源以氧气为动力，控制系统以电源为动力。多功能呼吸机的主流设计。

4．按吸-呼相切换方式分类

分为以下 5 种。

（1）定压型：呼吸机产生的气流进入呼吸道使肺泡扩张，当肺泡内压力达到预定压力时气流即终止，肺泡和胸廓弹性回缩将肺泡气排除，待呼吸道内压力降到预定呼吸机参数再次供气，可防止呼吸道压力过高，但潮气量不稳定。

（2）定容型：呼吸机将预定量的气体压入呼吸道，又依赖于肺泡，胸廓弹性回缩将肺泡内气体排出体外，能保持稳定的潮气量，但气道压力和流速等则不恒定。

（3）定时性：按预设吸呼时间送气，但可因呼吸道变化而对气道压力或吸入气量产生影响。常与定压呼吸机结合在一起，弥补定压呼吸机的缺陷，常用于新生儿和婴幼儿。

（4）流速控制型：靠呼吸机内的流速感应来控制。当吸气流速小于预定值时，停止送气，即完成吸气动作。其气流速度是恒定的，但吸气时间、吸入气量和肺内压等均不恒定。

（5）混合型：包括定压、定容和定时成分，以间歇正压方式提供通气，且潮气量恒定，压力为零时形成呼气，可持续监测通气功能、报警情况及患者状况。

二、人工呼吸机的使用

（一）适应证

1．急性缺氧和 CO_2 气体交换障碍

各种原因引起的急性缺氧和 CO_2 气体交换障碍导致的呼吸停止或通气不足。

（1）急性呼吸衰竭：由电击、溺水、脑血管意外、药物中毒或心跳呼吸骤停等导致。

（2）慢性呼吸衰竭急性加重：肺炎、肺水肿、支气管哮喘、肺栓塞和弥漫性肺间质纤维化等。

（3）呼吸窘迫综合征（ARDS）：严重创伤、大手术后休克和严重感染等情况后出现。

（4）中枢性呼吸衰竭：脑外伤、颅内感染、镇静剂过量和中毒等。

（5）周围性呼吸衰竭：呼吸肌无力、脊髓灰质炎、吉兰-巴雷综合征、重症肌无力、破伤风、多发性肌炎、肌肉迟缓症和肌营养不良等神经和肌肉疾病。

（6）严重胸部创伤：如由于严重胸部创伤导致的连枷胸等。

2. 预防性短暂呼吸机支持

手术麻醉的苏醒，重大的外科手术后，小儿心胸外科为预防术中术后呼吸功能紊乱，进行通气支持。

3. 其他

呼吸功能不全者需进行纤维支气管镜检查；颈部和气管手术，通常采用高频通气支持。

（二）禁忌证

呼吸机使用无绝对的禁忌证，但有一些特殊疾病，需先行必要处理或需采取特殊的机械通气手段，归结为如下的相对禁忌证：①未经引流的气胸与纵隔气肿；②大量胸腔积液；③伴肺大泡的呼吸衰竭；④大咯血或严重误吸引起的窒息性呼吸衰竭；⑤严重心力衰竭继发性的呼吸衰竭；⑥低血容量性休克未纠正；⑦支气管胸膜瘘；⑧急性心肌梗死；⑨肺组织无功能。

（三）操作程序

1. 评估患者

（1）全身情况：评估患者年龄、体重、病情、意识、是否有呼吸功能不全及发病相关因素。

（2）局部情况：患者是否建立了人工通气道（气管插管或气管切开）。

（3）心理状态：患者有无紧张、焦虑和恐惧等心理反应。

（4）健康知识：清醒的患者对使用呼吸机的相关知识的了解情况。

2. 操作准备

（1）操作者准备：衣帽整洁，洗手，戴口罩。熟悉各种呼吸机的原理和操作方法。

（2）患者准备：患者及家属了解使用呼吸机的目的、方法、注意事项、配合要点及并发症。签署知情同意书，愿意接受和配合。

（3）用物准备：呼吸机及其管道、湿化器、无菌蒸馏水、完整的供氧设备、吸痰装置和用物，多功能监护仪、管道固定夹、模拟肺、电插板和抢救药物等。

（4）环境准备：环境整洁、安静，空气清新，湿度和温度适宜。

3. 操作步骤

（1）呼吸机准备：①确认呼气阀和流量传感器等相关部件已正确安装，且已达到清洁消毒要求；②将呼吸机电源插头与外部交流电源相连；③将呼吸机氧气输入接口正确插入设备带氧气输出接口；④将呼吸机空气输入接口正确插入设备带空气输出接口；⑤连接呼吸机管道，确保吸气阀、呼气阀及加温湿化器接入正确，接入模拟肺；⑥加温湿化器，加医用纯净水或无菌蒸馏水至适合刻度。

（2）开机自检：接通电源，打开呼吸机和加温湿化器开关，待呼吸机自检，确认呼吸机正常运作。加温湿化器通电加温 5 分钟后方可给患者使用，温度一般设置为 32～36℃。

（3）正确选择通气模式：根据患者需要在呼吸机面板上选择通气模式。选择通气模式时应首先考虑的问题：①胸正压对血流动力学的不良影响；②机械通气所引起的肺损伤（或称肺气压伤）；③尽可能保留自主呼吸，同时不增加呼吸作功；④不影响通气/血流的正常比值；⑤自主呼吸状况；⑥预计上机时间长短。

（4）设置与调节参数：根据患者情况设定各参数，如潮气量、呼吸频率和吸入氧浓度等。

（5）设置报警上下限：包括工作压力、分钟通气量和呼吸道阻力等，打开报警系统。

（6）连接人工气道：待模拟肺充气正常，再次检查管道连接正确，仪器无漏气无报警后，协助患者取舒适体位，取下模拟肺，连接延长管于患者的气管插管或气管切开套管处并固定。

（7）观察通气效果：密切观察患者的呼吸改善的情况，通气量合适时患者两侧胸壁运动对称，听诊两肺呼吸音清晰、一致，生命体征平稳。呼吸机与患者呼吸一致，提示机器工作正常。

（8）用物处理与健康指导：洗手和整理床单位，物品归还原处。向患者及家属交代呼吸机使用过程中的要求和注意事项。

（9）观察和记录：上机后严密监测生命体征、皮肤颜色和血气分析结果并做好记录，登记呼吸机开始使用的时间、有关呼吸模式及参数设置情况。

（四）护理要点

1. 严密监测病情

观察患者原发病、生命体征、皮肤颜色、胸廓起伏和缺氧的改善等情况。使用呼吸机 30 分钟后做动脉血气分析。根据动脉血气分析的检测结果，随时调整呼吸机各种参数。重视报警信号并及时处理，保持呼吸道通畅。

2. 预防院内感染

按医院感染管理规范，进行有效的洗手，是防止呼吸机相关性肺炎 (ventilator associated pneumonia，VAP) 最重要和最简便易行的措施。氧气面罩和一次性雾化吸入面罩专人专用，每次使用后用75％酒精擦洗或酸性氧化电位水浸泡10分钟，彻底清洁消毒后，清水冲洗晾干备用。加强患者营养，做好生活护理，特别是口腔和皮肤护理。

3. 加强安全管理

使用呼吸机期间，患者床旁备有简易呼吸囊、吸痰和供氧装置，若患者严重缺氧，应立即寻找原因（如套管口是否紧贴气管壁等）并及时处理。应锁住呼吸机可移动的轮子，防止滑动；保持机器与患者之间有一定的距离，防止患者触摸或调节旋钮。呼吸机管道脆、易折、易破，应固定牢靠，避免过分牵拉。在协助患者进行2小时翻身一次、拍背时，应调节呼吸机支架，预留出一定空间。

（五）并发症的预防

1. 呼吸系统感染

呼吸系统感染是最常见的并发症，可成为机械通气失败的主要原因。

（1）原因：①患者抵抗力下降；②使用广谱抗生素和激素；③人工气道的建立和吸痰等无菌操作；④气道湿化不足；⑤呼吸机消毒不严密。

（2）预防：应加强消毒隔离工作，在操作过程中严格执行无菌技术，加强对患者感染的预防与护理，包括防止误吸、加强口腔护理和人工气道护理。

2. 通气不足

呼吸机会显示低压报警，最可能的因素就是管道脱落和漏气。

（1）原因：①呼吸机与气管套管衔接不严；②气管插管或气管切开的气囊破裂；③气囊充气不足或漏气、封闭不严从而导致患者实际吸入的潮气量降低；④气道分泌物潴留、呼吸机管道积水或扭曲、打折和受压等，可导致潮气量降低；⑤呼吸机潮气量设定水平过低或呼吸机故障，导致送气量减少；⑥严重通气不足还可能引起低氧血症，患者可因缺氧或通气不足而危及生命。

（2）预防：一旦发生患者通气不足，应立即寻找原因，并针对病因进行处理。

3. 通气过量

（1）原因：①潮气量呼吸频率调节不当，每分钟通气量太大可导致通气过度；②控制通气时，分钟通气量设置过高；③容量辅助/控制通气时，自主呼吸频率过快。通气过度时，由于CO_2在短期内排出太快，$PaCO_2$急剧下降，体内HCO_3^-相对升高而发生呼吸性碱中毒。患者出现兴奋、谵妄和肌肉痉挛等神经系统兴奋症状，出现心律失常、低血压甚至抽搐和昏迷。

（2）预防：纠正过度通气应根据动脉血气分析的结果，调整潮气量和呼吸频率，适当降低通气量。

4. 气压伤

（1）原因：吸气压峰值增高是导致气压伤的直接原因。

（2）预防：控制潮气量可以预防气压伤的发生，目前倾向于选用接近正常自主呼吸的潮气量（6～8 mL/kg），尽量使平台压不超过30～35 cmH₂O。

5. 肺不张

（1）原因：①通气量严重不足；②气管插管过深，插入右主支气管，导致左肺无通气而发生萎陷；③气道分泌物潴留；④肺部感染；⑤吸入纯氧时间过长，会导致吸入性肺不张。

（2）预防：监测和调整通气量，及时清除气道内分泌物，尽早将吸入氧浓度（FiO_2）降至50%以下。

6. 患者与呼吸机对抗

患者呼吸与呼吸机不同步，出现人机对抗。

（1）原因：①患者自主呼吸与呼吸机不同步，患者自主呼气时，呼吸机送气，或呼吸机送气时，患者屏住呼吸，此时患者往往表现为烦躁，气道压力表上可表现为指针摆动明显；②潮气量波动，潮气量突然很小或很大，很不稳定；③清醒患者出现烦躁、躁动和焦虑，不耐受机械通气或气管插管；④严重者可出现呼吸频速、肋间肌等呼吸辅助肌参与呼吸动作、胸部与腹部出现矛盾运动和心动过速，甚至出现低血压和心律失常。

（2）紧急处理：当发现患者发生严重的人机对抗时，特别是患者出现烦躁、呼吸困难和氧饱和度降低，甚至出现血压下降时，应立即紧急处理。处理步骤如下：①立即脱开呼吸机；②利用气囊或简易呼吸囊给予患者人工辅助呼吸，吸入气体应为纯氧；③进行快速的体格检查，特别是心肺功能检查；④注意生命体征监测指标的改变；⑤如果患者生命垂危，则立即处理威胁生命的可能的原因。

（3）病因处理：如果患者情况改善，则就人机对抗的有关原因逐项分析，并针对病因处理。①因耗氧量增加及产生 CO_2 增多而引起者，可增加通气量和 FiO_2，调节吸气速度和吸/呼比值；②烦躁和精神紧张引起的人机对抗，可根据医嘱给予镇静剂和肌肉松弛剂等；③因痰液阻塞和气道痉挛者，立即有效吸痰以清理患者的气道，支气管痉挛者则应采取解痉措施；④自主呼吸频率过快、潮气量小而难于解决的，可根据医嘱使用呼吸抑制剂或肌肉松弛剂，以抑制患者自主呼吸，使其单纯依赖呼吸机达到有效的通气；⑤排除呼吸机本身的原因：检查呼吸机管道安装是否有误、管路是否通畅、呼气活瓣是否开放以及同步性能是否良好等。对于呼吸急促、烦躁不安、不能有效合作的患者，可利用简易呼吸囊进行过渡，或采用慢频率、低潮气量辅助呼吸逐步进行过渡，以增加呼吸频率和潮气量。

（六）仪器的保养与维护

1. 使用中的呼吸机

呼吸机外壳每天使用软布擦拭1次，保持清洁。空气滤网每天用清水洗净表面尘埃后，再用力甩干或烘干；或者用吸尘器吸尽灰尘，然后放回原位。连接于患者与呼吸机之间的各螺纹管、连接管、接头、湿化器和呼气（阀）瓣等呼吸机管路，应每周更换2次，减少不必要的频繁更换。

2. 呼吸机的终末消毒

呼吸机使用完毕后，应关闭电源开关，拔除电源插头，拔出气体接口，按要求进行拆卸，彻底清洁和消毒。用酸化水或75％酒精擦拭呼吸机；连接管、接头和湿化器送供应室消毒备用；模拟肺的外表用75％酒精棉球或酒精纱布进行擦拭处理；呼气阀卸下用75％酒精棉球轻轻擦拭后，送供应室高压灭菌后备用；一次性的呼吸机螺纹管、氧气面罩、一次性雾化吸入面罩和湿化器内过滤纸疗程结束后按感染性医疗废物收集处理；呼吸机内部传感器、压缩机和电路板是特殊电子零件，不能用水冲洗也不能用消毒液浸泡，以免损坏其性能，因而需在厂家售后人员指导下用75％的酒精棉球十分小心地轻轻擦干净。登记仪器使用本，然后再按原结构重新安装调试，呈备用状态。

3. 专人负责

应专人保管，定期检修，呈备用状态。呼吸机在没有使用的情况下，每周应开机运作1小时，以防受潮，每周清洁呼吸机滤网，每月对整机进行清洁检测保养，经测试合格后方可使用。

（七）无创呼吸机

1. 优点

可间歇通气；无需插管；可应用不同通气方法；能正常吞咽饮食和湿化；容易脱机；生理性加温和湿化气体。

2. 适应证

COPD；ARDS；Ⅰ型呼吸衰竭；Ⅱ型呼吸衰竭；手术后呼吸衰竭。

3. 禁忌证

自主呼吸微弱，昏迷患者；不合作患者；呼吸道分泌物多及合并其他脏器症状；消化道出血者不宜使用。

4. 操作注意事项

（1）使用时注意观察 T、R、BP、SpO_2 及神志变化，缺氧症状有否改善等。注意有无出现呕吐和误吸等不良反应。面罩压迫鼻梁，适当调整固定带松紧，口咽干燥适当加温及湿化，上呼吸道阻塞、肥胖和颈短的患者可置于侧卧位。

（2）根据病情调节呼吸机参数、潮气量，观察口鼻罩和鼻罩有无漏气。

（3）清醒患者每次进行无创通气时要进行解释，解除患者的恐惧感，同时指导患者与机器同步呼吸。

（4）使用无创正压通气达不到治疗效果或无效时，注意病情是否加重，对患者宣教措施有无落实，机器使用参数调节是否合理。

5.健康宣教

（1）首次使用：第一次使用呼吸机时，可能会感觉不适，属正常现象。做几次深呼吸，经过一段时间的自我调整，患者会逐渐适应这种新的感觉。

（2）起床：如果夜间需要起床，请取下面罩并关掉呼吸机。继续睡眠时，请重新戴好面罩并打开呼吸机。

（3）口部漏气：如果使用鼻面罩，治疗期间尽量保持嘴部闭合。口部漏气会导致疗效降低。如果口部漏气问题不能解决，则可以使用口鼻面罩或使用下颚带。

（4）面罩佩戴：面罩佩戴良好且舒适时，呼吸机的疗效最好。漏气会影响疗效，因此消除漏气非常重要。戴上面罩之前，清洗面部，除去面部过多的油脂，有助于更好地佩戴面罩且能延长面罩垫的寿命。

（5）干燥和鼻部刺激：使用过程中，可能会出现鼻部、口部和咽部干燥、打喷嚏、流鼻涕和鼻塞等现象，通常加上一个湿化器即可消除以上不适。

三、呼吸机的通气模式和监测

（一）通气模式

通气模式是指呼吸机在每一个呼吸周期中气流发生的特点，主要体现在吸气触发方式、吸-呼切换方式、潮气量大小和流速波形。目前临床上使用的通气模式很多，新的通气模式也在不断出现，本节只介绍几种最常用的通气模式。

1.控制通气（controlled mechanical ventilation，CMV）

不管患者自主呼吸如何，呼吸机均按预调的通气参数给予患者正压通气。即患者的呼吸频率和潮气量完全由呼吸机控制，是患者无自主呼吸或呼吸较弱时最基本最常用的支持通气方式。适应证：呼吸停止、神经肌肉疾患引起的通气不足、麻醉和手术过程中应用肌肉松弛药后。

2.辅助通气（assisted mechanical ventilation，AMV）

机械通气依靠患者自主吸气（压力感知或流量感知）触发，通气频率取决于患者的自主呼吸潮气量和预设值的大小。呼吸机工作与患者吸气同步，可减少患者做功。辅助/控制呼吸（A/C）可直接转换，当患者自主呼吸触发呼吸机时，进行辅助呼吸。但患者无自主呼吸或自主呼吸微弱不能触发呼吸机时，呼吸机自动切换到控制呼吸。适用于自主呼吸存在，但分钟通气量不足的患者。

3.间歇正压通气（intermittent positive pressure ventilation，IPPV）

不论患者自主呼吸如何，呼吸机均按预调的通气参数给予患者间歇正压通气。主要用于自主呼吸的患者。

4. 同步间歇正压通气（synchronized intermittent positive pressure ventilation，SIPV）

与 IPPV 的区别在于由患者自主吸气触发呼吸机供给 IPPV 通气。

5. 间歇指令通气（intermittent mandatory ventilation，IMV）和同步间歇指令通气（synchronized intermittent mandatory ventilation，SIMV）

IMV 是指呼吸机按预设的呼吸频率给予 CMV，除此之外，也允许患者进行自主呼吸，容易出现人机对抗。SIMV 弥补了这一缺陷，即呼吸机预设的呼吸频率由患者触发，若患者在预设的时间内没有出现吸气动作，则呼吸机按预设参数送气，增加了人机协调，在呼吸机提供的每次强制性通气之间允许患者进行自主呼吸，以达到锻炼呼吸肌的目的。这种通气模式用于一般撤机前的过渡准备。由于两通气模式包含了 CMV 的成分，可以定容（常用），也可以定压。

6. 分钟指令通气（minute mandatory ventilation，MMV）

可解决 IMV 撤机过程的困难。对于自主呼吸不稳定者，IMV 不能保证其获得恒定的通气；MMV 每分钟通气量恒定，可保证患者撤机过程的安全。当患者自主呼吸降低时，该系统会主动增加机械通气水平；相反，恢复自主能力的患者，在没有改变呼吸机参数的情况下会自动将通气水平越降越低。

7. 呼吸末正压通气（positive end expiratory pressure，PEEP）

吸气由患者自发或呼吸机发生，而呼气终末借助于装在呼气端的限制气流活瓣（阻力阀）等装置，使呼吸末气道压力高于大气压。初次使用呼吸机时，一般不主张立即应用或设置 PEEP，因为有加重心脏负担、减少回心血量及心排量，易引起肺气压伤等可能，主要用于 ARDS 的患者，使其在呼气终末时，保持一定的肺内压，防止肺泡塌陷。使用时从低 PEEP 值开始逐渐增至最佳 PEEP 值。所谓最佳 PEEP 值，是指既能增加 PaO_2、功能残气量、肺的顺应性和减少肺内分流，又不影响心排血量，不产生气压伤的 PEEP 值。PEEP 和 CPAP 是用于辅助自主呼吸的正压模式，可以单独使用，也可以与 IMV/SIMV 联合使用。

8. 持续气道正压通气（continuous positive air way pressure，CPAP）

患者通过按需活瓣快速、持续正压气流系统进行自主呼吸，正压气流＞吸气气流，呼气活瓣系统对呼出气流给予一定的阻力，使吸气期和呼气期气道压均高于大气压。呼吸机内装有灵敏的气道测量和调节系统，随时调整正压气流的流速。气道处于持续正压状态，可以防止肺和气道萎缩，改善肺顺应性，减少吸气阻力。主要用于呼吸中枢功能正常，具有较强自主呼吸能力的患者和撤机前。

9. 压力支持通气（pressure support ventilation，PSV）

自主呼吸期间，患者吸气相一开始，呼吸机即开始送气并使气道内迅速上升到预置的压力值，并维持气道压在这一水平，以帮助克服阻力及扩张肺，减少患者的呼吸做功。每次通气均由患者触发，呼吸机给予支持，而呼吸频率和呼吸方式则由患者控制。主要用于有一定自主呼吸能力、呼吸中枢驱动稳定或要撤机的患者。

10. 高频通气（high frequency ventilation，HFV）

通气频率超过正常呼吸频率 4 倍。成人＞60 次/分。

11. 低频通气（low frequency ventilation，LFV）

维持分钟通气量（MV）不变，减慢呼吸频率（2～4 次/分），延长吸气时间（6～20 秒），增大潮气量（1500～2500 mL），行 IPPV，一般不采用。

12. 反比通气（inverse ratio ventilation，IRV）

吸气时间长于呼气时间。I∶E＝（1～4）∶1，即 I/E 大于 1。由于吸气时间延长，导致气体在肺内停留时间长，类似 PEEP 作用，同时平均气道压上升，对心血管抑制增强，使气道伤增加。由于呼气时间短，使 CO_2 的排出可受影响，适用于肺硬化和肺纤维化患者。

13. 间歇正负压通气（intermittent positive negative pressure ventilation，IPNPV）

吸气期为正压，呼气末为负压。

14. 压力控制通气（pressure controlled ventilation，PCV）

预先设置气道压和吸气时间。吸气开始，气流速度很快进入肺，达到预置压力水平后，通过反馈系统使气流速度减慢，维持预置压力水平至吸气末，然后呼气。适用于 ARDS 和婴幼儿。

（二）通气功能的监测

1. 潮气量（tidal volume，TV）

潮气量是患者每次呼吸所吸入的气体量。潮气量监测分为吸气潮气量和呼气潮气量。呼吸机可直接监测吸气和呼气潮气量，须与呼吸频率配合，以保证一定的分钟通气量。为了避免气压伤的发生，目前倾向于选择较小的潮气量，一般成人 8～15 mL/kg（平均10 mL/kg），儿童 5～6 mL/kg。潮气量反映患者的通气功能，吸气潮气量与呼气潮气量的差异反映呼吸机或气管插管是否漏气。

2. 分钟通气量（minute ventilation，MV）

分钟通气量是患者每分钟呼吸所吸入的气体量，为潮气量与呼吸频率的乘积（MV＝VT×RR）。每分钟通气量成人 90～120 mL/kg，儿童 120～150 mL/kg。分钟通气量的正常值为 6～8 L/min，其监测可反映患者的通气功能，并指导呼吸机调整，设置 MV 时，一般先确定 VT，间接设置 MV。

3. 呼吸频率（respiratory rate，RR）

呼吸频率是患者每分钟的呼吸次数，正常呼吸频率为 16～20 次/分。呼吸频率是呼吸机治疗最常用的参数，反映患者的通气功能及呼吸中枢的兴奋性，适当减少呼吸频率可以减少无效腔通气量，减少呼吸做功，有助于患者自主呼吸与呼吸机的协调。因此，使用呼吸机一般主张成人 12～16 次/分，儿童 20 次/分，婴幼儿 30 次/分，新生儿 40 次/分。

4. 动脉血 CO_2 分压

通过动脉血气分析，测定动脉血 CO_2 分压，可反映患者的通气功能状态，正常值为 35～45 mmHg。

5. 吸/呼时间（I/E）

吸/呼时间是指吸、呼气时间各占呼吸周期中的比例，是重要的机械通气参数。其数值的设定主要依据是对患者呼吸病理生理学改变特点的分析。呼吸功能基本正常者，一般将 I/E 按 1：1.5～1：2 调节。

（1）阻塞性通气障碍的患者：I：E 选择为 1：2～1：2.5，并配以慢频率，有利于 CO_2 气体排出。

（2）限制性通气障碍的患者：可增大 I/E，1：1～1：1.5。

（3）ARDS 的患者：用反比通气（I/E 大于 1，即吸气时间大于呼气时间），一般只在 PEEP 治疗无效的 ARDS 和重症哮喘时应用。

（三）换气功能的监测

1. 动脉氧分压

动脉氧分压是反映肺换气功能的指标，正常值是在海平面、平静状态下，呼吸空气时高于 90 mmHg。动脉血氧分压的监测可指导呼吸机模式的选择和吸入氧浓度的调整。

2. 血氧饱和度的监测

是一种无创性、连续的动脉氧饱和度监测方法。该方法是根据氧合血红蛋白与还原血红蛋白在两个不同波长的吸收不同的光亮而推算出 SpO_2。

3. 吸入氧浓度（fraction of inspired oxygen，FiO_2）与吸入氧分压

吸入氧分压＝吸入氧浓度×（大气压－水蒸气）。调节 FiO_2 的原则是能使 PaO_2 维持在 7.98 kPa（60 mmHg）的前提下，尽量使用较低的 FiO_2，应根据 PaO_2 结果来调节 FiO_2。肺内病变轻者可以吸入 30%～40% 的氧，中度和重度病变者，可吸入 40%～60% 的氧；在机械通气之初或存在低氧血症时可给予高浓度氧，甚至短时间内吸入 100% 纯氧，但一般吸入纯氧时间不宜超过 30 分钟。70% 以上 FiO_2，吸入不要超过 24 小时，以防氧中毒，如 FiO_2 已达 60%，而低氧血症仍不能改善，则不能盲目提高吸入氧浓度，可试用 PEEP 或延长吸气时间。低氧血症明显改善的患者，应将 FiO_2 一般设置在 40% 左右。

（四）气道压力的监测

定容型呼吸机不需设置通气压力。对于定压型呼吸机通气压力与潮气量直接相关，设置通气压力阈值，应高于维持潮气量所需压力，吸气时压力为正压，一般成人为 15～20 cmH_2O，小儿 8～20 cmH_2O，呼气时压力迅速下降至"0"。在

某些情况下，肺水肿、ARDS 和广泛肺纤维化时，肺顺应性降低，需要适当提高吸气压力，才能达到满意的潮气量。气道压力过高可产生气道损伤，影响循环功能。增大潮气量、加快呼吸频率和吸入气流速度，以及使用 PEEP 时，均使平均气道压升高。如气道压力突然降低，可能是通气导管系统漏气。如突然升高可能是气道或呼吸机管路系统堵塞、肺顺应性下降和肌张力增高。

1. 峰压力

呼吸机送气过程中最高压力，患者的吸气峰压一般为15~20 cmH$_2$O，不宜超过 30~35 cmH$_2$O。

2. 平台压力

为吸气末吸气和呼气阀均关闭，气流为零时的气道压力，接近肺泡峰值压力。

3. 平均压力

为整个呼吸周期的平均气道压力，间接反映气道压力。

4. 呼吸末压力

为呼气即将结束时的压力，等于大气压或呼气末正压。

（五）报警限

1. 无呼吸报警

当过了预设时间（通常为 10~20 秒）而呼吸机未感知到呼吸时，无呼吸报警即启动，可能是呼吸机管路脱开、气道或管道阻塞、患者无呼吸努力等情况。

2. 呼吸频率报警

当患者自主呼吸过快时，防止过度通气。

3. 压力报警

上限为高于患者吸气峰压的 5~10 cmH$_2$O，吸气峰压过高容易造成肺的气压伤，并对循环产生不良影响，下限为保证吸气的最低压力水平。

4. 容量报警

当实际测得呼出的气体量少于或大于呼吸机的预设水平时报警，以设定的 VT 或 MV 上下 10％为上下报警限。容量报警主要为保障患者的通气量或潮气量而设置，对预防因漏气和脱机具有重要意义。

5. 气源报警

呼吸机气源报警有吸入氧浓度 FiO$_2$ 报警和氧气或空气压力不足报警，FiO$_2$ 报警以设置 FiO$_2$ 的上下 10％~20％为报警限。氧气或空气压力不足时通知中心供氧室调整或更换氧气瓶以确保供气压力。

四、人工气道管理

建立人工气道，及时、准确地应用机械通气，能迅速改善患者的缺氧状况，防止重要脏器的组织损害和功能障碍，是抢救呼吸衰竭患者的重要手段。气道护理的目的是维持气道通畅，保证肺通气和换气过程的顺利进行，改善缺氧状况，预防并发症的发生。

（一）保持人工气道的通畅

保持人工气道通畅最有效的方法是根据分泌物的颜色、量和黏稠度等情况，按需进行气管内吸痰。吸痰是利用机械吸引的方法，将呼吸道分泌物经口、鼻或人工气道吸除，以保持呼吸道通畅的一种治疗方法。

1. 操作程序

（1）操作前准备：①取吸痰管时应戴无菌手套，使用一次性的无菌吸痰管和无菌生理盐水等；②吸痰前必须预充氧并消除呼吸机报警，接受机械通气的患者，可通过吸入纯氧 3～5 分钟达到预充氧的目的；③吸痰前，可向气道内注入生理盐水 3～5 mL，或给予超声雾化吸入，进行稀释后再吸引；④调节负压：一般成人 300～400 mmHg（0.04～0.053 MPa），儿童 250～300 mmHg（0.033～0.04 MPa）；⑤吸少量生理盐水，检查导管是否通畅，同时润滑导管前端。左手脱开呼吸机，置于无菌纸上。

（2）吸痰手法：可按照送、提、转手法进行操作。①送：在左手不阻塞负压控制孔的前提下，或先反折吸痰管以阻断负压，右手持吸痰管，以轻柔的动作送至气道深部，最好送至左右支气管处，以吸取更深部的痰液。②提：在吸痰管逐渐退出的过程中，再打开负压吸痰，或左手阻塞吸痰管负压控制孔产生负压，右手向上提拉吸痰管，切忌反复上下提插。③转：注意右手边向上提拉时，边螺旋转动吸痰管，能更彻底地充分吸引各方向的痰液，抽吸时间断使用负压，可减少黏膜损伤，而且抽吸更为有效。

（3）吸痰后护理：①与呼吸机连接，吸入纯氧。②生理盐水冲洗吸痰管后关闭负压。③检查气管套管和气囊。④听诊。⑤安慰患者取舒适体位，擦净面部，必要时行口腔护理。⑥观察血氧饱和度变化，调节吸入氧浓度（FiO_2）。⑦整理用物、洗手和记录：吸痰前后面色、呼吸频率的改善情况，痰液的颜色、性质、黏稠度、痰量及口鼻黏膜有无损伤。

2. 护理要点

（1）严格执行无菌操作：操作者左手为清洁，右手为无菌，吸痰过程中切忌污染。人工气道抽吸后，可使用同一吸痰管抽吸口、鼻和咽腔，但抽吸过口鼻咽腔后的吸痰管，绝不可再抽吸气管切开处。气管切开患者，每进入气管抽吸1 次，均应更换吸痰管。吸引瓶须及时倾倒。

（2）手法正确：插管时不可使用负压，以免过度抽吸肺内气体，引起肺萎陷。切忌反复上下提插和吸痰管在一处长时间抽吸，以免损伤气管黏膜，产生肺部感染或支气管痉挛等不良后果。吸痰时吸痰管不宜插入过浅，在气道内负压吸引的时间不应超过10～15 秒，抽吸不必过于频繁，一次吸引不超过 3 次，避免损伤气管，必须反复吸引时，两次抽吸间隔3～5分钟。吸痰管每次退出后用生理盐水将接头和管道内的分泌物抽吸冲净，防止阻塞。

（3）动作轻柔：插入吸痰管过程中，如感到有阻力，应将吸痰管略微后退1～2 cm，以免引起支气管过度嵌顿和损伤。吸痰时遇有阻力时，应分析原因，不可强行操作。患者生命体征平稳，可变换体位和拍背等振动气管使痰液松动易于吸出。吸痰过程中，随时擦净患者面部污染物。

（4）按需吸痰：吸引频率应根据分泌物的量、黏稠度和抽吸情况决定，呼吸道被痰液堵塞、窒息，应立即吸痰。气道内分泌物的抽吸不应作为常规操作，当患者有气道分泌物潴留的表现时，如患者不安，脉搏和呼吸速率增加，人工通气管中可见黏液泡，肺部听诊可闻及痰鸣音，呼吸机最高气道压力增加或报警等才有抽吸的指征。过多的抽吸反而刺激黏膜，使分泌物增加。

（5）密切监测生命体征：抽吸期间应密切注意心电监测，一旦出现心律失常、心率加快或SpO_2低于90％，应立即停止抽吸，并球囊加压给纯氧，待病情稳定后再次行吸引。

（6）并发症的预防。①低氧血症：吸痰时，吸痰管插入气道，负压吸引抽吸将肺内的富氧气体吸出，从吸痰管周围卷入的气体是氧浓度较低的空气，结果容易导致低氧血症。吸痰前通过充分的预充氧，可提高机体内氧贮备是防治低氧血症的重要措施。还可利用 Y 形接管或三通管的侧孔吸痰，可使吸痰时不中断氧疗（不脱开呼吸机或氧疗系统）。②心律失常：主要与低氧血症引起心肌缺氧，或气道黏膜受刺激后导致迷走神经兴奋有关，吸痰导致的急性低氧血症多数患者往往表现为心动过速，重新吸入高浓度氧后，心率逐渐降低，少数患者表现为心动过缓。正确、轻柔的操作可减少心律失常的发生。边吸引边观察监护仪上心率和心律变化，若出现心率骤然下降或心律不齐，需暂停吸引，待缓解后再重复操作。③低血压：与迷走神经兴奋引起心动过缓有关，导致静脉回流和心搏出量明显减低。④肺不张：吸痰管直径过大或负压过大时易于发生，应选用粗细合适的吸痰管和适当负压。⑤气管出血：与吸痰方法不正确损伤气管黏膜和气囊未及时定期放气而长期压迫导致气管黏膜糜烂等有关，临床表现为血痰增多或在痰液中发现新鲜血液。避免深部长时间和大负压的抽吸，可有效减少气管黏膜损伤。

（二）保持人工气道的湿化

人工气道的建立使患者丧失了上呼吸道对气体的加温和加湿的作用，吸入干燥、低温的气体易引起气管黏膜干燥和分泌物黏稠，造成分泌物潴留，发生肺不张，增加了肺部感染的机会。所以，必须保证人工气道充分的湿化。

1. 补充液体

给予充足的液体摄入，保证全身液体量充足。

2. 湿化方法

气道湿化的主要手段有加温湿化器、雾化器、气道内注入或滴入生理盐水。

（1）加温湿化器：患者在机械通气时使用。①温度：加温湿化器的温度应在 34～36 ℃为宜，经湿化的气体温度在 32～35 ℃，相对湿度应达到 100%。②溶质：加温湿化器罐内只加无菌蒸馏水或灭菌注射用水，并每日更换，禁用生理盐水或加入药物，因为溶质不蒸发，将在罐内形成沉淀。③湿化量：加温湿化器罐内的上下指示线内恰当加水，尤其要注意防止水蒸干造成仪器损坏；湿化量每日 250～500 mL，如痰液稀薄而量多，咳嗽频繁，听诊痰鸣音多，造成患者烦躁不安，发绀加重，气道不畅需频繁吸引，即提示湿化过度。

（2）持续气道湿化：目前临床上病情稳定且处于脱机状态时，可使用输液泵或微量注射泵 24 小时滴注泵入 0.9%氯化钠溶液以达到自动、匀速、持续和充分湿化气道的目的。此方法不仅增加了护理安全性，减少交叉感染机会，而且具有以下优点：①药液滴入均匀，对气道刺激性小，几乎不引起刺激性咳嗽，增加患者舒适感；②持续湿化符合气道持续丢失水分的湿化生理要求，达到湿润气道黏膜、稀释痰液、保持黏膜纤毛正常运动、痰液自行咳出的目的，从而减少吸痰次数及吸痰导致的气管黏膜损伤出血和低氧血症，同时分泌物引流通畅，减少肺部感染发生的机会；③持续保持呼吸道黏膜用药浓度，达到局部预防和治疗感染的目的；④减少护理人员的工作量，更重要的是提高了人工气道护理质量。使用时剪去针头部分，将无菌的头皮针细管注入气管套管内 3～5 cm，将外露的余管弯曲并用胶布固定，湿化液使用微泵持续推注，通常开始速度 4～6 mL/h，可根据室内温度和患者呼吸道分泌物的黏稠度调节流速，一般 5～8 mL/h，不超过 10 mL/h，以痰液稀薄易于吸出，患者无呛咳和呼吸平稳为宜，每 24 小时更换用物。

（3）间断性定时气道内湿化：用注射器（去掉针头）直接自套管内滴入生理盐水 3～5 mL，每 30～60 分钟 1 次，能引起患者刺激性咳嗽，使湿化的痰液咳出。

（三）人工气道固定

1. 经口气管内插管的固定

选用适当的牙垫，防止患者牙齿咬合时将导管咬扁。导管固定要牢靠，要先行将导管与牙垫固定，再将外露部分固定于颊部，避免导管上、下滑动损伤气道黏膜及滑入一侧支气管。

2. 气管切开导管的固定

系带的松紧应以容纳一个手指为宜，注意不要打活结，以免自行松开而导致导管脱出。

（四）雾化吸入治疗

有些呼吸机本身有雾化装置，使药液雾化成 3～5 μm 的微粒，可达小支气管和肺泡发挥其药理作用。昏迷患者也可将雾化吸入的面罩直接置于气管切开造口处或固定于其口鼻部，每日 4～6 次，每次 10～20 分钟，患者清醒时嘱其深呼吸，尽量将气雾吸入下呼吸道。常用的药物有 β_2 受体激动剂和糖皮质激素等，以扩张支气管。更换药液前要清洗雾化罐，以免药液混淆。使用激素类药物雾化后，及时清洁口腔及面部。

五、呼吸机的撤离

（一）撤离的指征

进行机械通气的原发病得到有效控制，患者自主呼吸平稳能维持机体适当的通气，咳嗽和吞咽反射良好，血流动力学稳定，电解质紊乱已纠正，神志恢复正常；FiO_2 已降至 40％以下；血气分析正常。

（二）撤离呼吸机的方法

1. 快速撤机法

对病情较轻，使用人工呼吸机时间较短的患者，可试验性停机，给予低流量吸氧，如无明显异常可直接撤离呼吸机。

2. 间断撤机法

定时进行呼吸机撤离，开始时间不宜长，可先在白天进行间歇辅助呼吸，停机时间根据病情从 15～20 分钟开始，随着患者耐受程度的提高，以后逐渐延长撤机时间，然后过渡到白天撤机，夜间辅助 1～2 天后直到完全撤机。逐渐停机过程中，如停机失败可再开机，待患者病情稳定、缓解后应积极撤机。

3. SIMV 撤机法

逐渐减少通气的次数，呼吸频率从 12 次/分逐渐减少至 4 次/分可停机改用导管内吸氧。

4. PSV 撤机法

早期可用较高的压力，随患者病情好转，压力逐渐减低，直至压力为零。目前临床较为常用，一般不出现人机对抗现象，且可以减轻患者呼吸肌疲劳，利于自主呼吸的恢复。

5. SIMV＋PSV 撤机法

既可减少通气次数，又可以改变支持压力的水平，效果也较好。

（三）撤离呼吸机的程序

1. 撤机前准备

做好解释工作，消除患者心理上的不安和依赖；锻炼患者自主呼吸功能，训练有效咳嗽；根据患者的情况选择合适的撤离呼吸机方法，循序渐进，不可操之过急，逐渐提高患者的耐受程度，保证撤离呼吸机的成功；应密切观察脉搏、血压、呼吸及血气变化，如有缺氧、呼吸加速及血气变化，及时应用呼吸机并缩短间歇时间。

2. 撤机

当患者具备完全撤离呼吸机的能力后，按以下 4 个步骤进行：①撤离呼吸机：关闭呼吸机开关，拔除电源插头，拔除气体接口；②气囊放气；③拔管（气管切开除外）；④吸氧。

3. 撤离失败

在撤离呼吸机后，患者自主呼吸不能维持 24 小时以上者属于撤离失败；如患者出现呼吸节律不规则、呼吸频率加快或伴有心动过速及多汗时，亦应考虑撤离失败。

第三节　心肺复苏术

心肺复苏术（cardiopulmonary resuscitation，CPR）是针对心脏骤停的患者实施的一种以维持呼吸、循环功能为目的的一种最基本的人工救治操作方法，也是每一名医护人员必须掌握的常规操作技术。无论何种原因所致的心脏骤停，处理原则基本相同。首要任务就是尽快建立有效通气与有效循环，保证重要脏器及早恢复血供与氧供。根据心脏骤停发生的病因不同、地点不同、抢救环境与设备的不同，抢救的程序和方案可依现场具体情况灵活掌握。

一、心脏骤停

心脏骤停亦称心搏骤停，是指各种原因所致的心脏突然停止搏动，有效泵血功能消失，造成全身循环中断，呼吸停止和意识丧失，引起全身严重缺血、缺氧，是临床常见的急症。若不及时有效地抢救，机体各器官组织尤其是脑、心、肾等将发生一系列不可逆性的病理改变，最终导致死亡。一般认为，人的心搏暂停 3 秒钟可发生晕眩，暂停 5 秒钟可发生晕厥，超过 10 秒钟则发生抽搐和 Adams-Stokes 综合征，若心脏骤停 5 分钟以上，则可导致脑组织不可逆性损伤。

（一）心脏骤停的原因

1. 心源性心脏骤停

常见原因有冠心病、先天性冠状动脉畸形、心肌病、心肌炎、心脏瓣膜病、先天性心脏病、电生理异常、血管性疾病、急性心包压塞、左心房黏液瘤、克山病、脂肪心、高血压性心脏病、Marfen 综合征。其中最为常见的是冠心病中的急性心肌梗死。

2. 非心源性心脏骤停

常见原因有严重电解质紊乱及酸碱平衡紊乱（如严重高血钾、严重低血钾、严重低血镁等）；药物中毒及过敏［如抗心律失常药（奎尼丁、普鲁卡因）、强心苷、青霉素及血清制品等］；电击、雷击或溺水；麻醉及手术意外。

(二) 心脏骤停的心电图类型

根据心脏活动情况，心脏骤停可表现为心室颤动、心脏停搏及心电-机械分离等心电图类型，各种心电图虽在心电和心脏活动方面各有其特点，但共同的结果是心脏丧失有效收缩和排血功能，使血液循环停止而引起相同的临床表现。

1. 心室颤动

又称室颤。心室肌发生极不规则的快速而又不协调的颤动，心电图表现为QRS波消失，代之以大小不等、形态各异的颤动波，频率为 200～400 次/分。

2. 心脏停搏

又称心室静止。心房、心室肌完全失去电活动能力，心电图上房室均无激动波可见，呈一直线或偶见 P 波。

3. 心电-机械分离

心电图可呈缓慢（20～30 次/分）、矮小、宽大畸形的心室自主心律，但无心搏出量。

(三) 心脏骤停的临床表现与诊断

心脏骤停的诊断，主要依据以下症状或体征：

(1) 意识突然丧失，伴或不伴抽搐。

(2) 呼吸呈叹息样或停止。

(3) 心搏及大动脉搏动消失，血压测不出。

(4) 瞳孔散大，对光反射消失。

在所有临床表现中，最可靠而出现较早的临床征象是意识丧失伴大动脉搏动消失。大动脉搏动通常以颈动脉或股动脉为代表，一般触摸时间不要超过 10 秒，切勿依靠听诊器反复听诊或因寻找检测仪器而延误抢救。

其他表现如瞳孔散大虽是重要体征，但由于有其他因素可影响它的舒缩（如吞服大量有机磷杀虫剂等），因此不应单纯依靠瞳孔大小来作为诊断的唯一依据。一般来说，意识丧失和大动脉搏动消失两个征象存在，心脏骤停的诊断即可诊断，应立即进行抢救。

二、初级心肺复苏

一般在医院外或无现代化医疗设备的现场抢救可按目前国际通用的 ABCD方案进行，CPR 中的 A、B、C、D 分别代表开放呼吸道（airway，A）、人工呼吸（breathing，B）、建立人工循环（circulation，C）、药物治疗（drug，D）。医院外急救以尽可能恢复心搏和呼吸为主要目标，切莫急于转送医院而贻误抢救时机；对于发生在医院内的心脏、呼吸骤停，在急救设施完备的情况下，则应按初级复苏（基本生命支持）、二期复苏（进一步的生命支持）、后期复苏（延续生命支持程序）给予正规化救治。复苏过程中的此三个阶段是依临床救治处理技术不同而人为划定的，三个阶段无论从复苏理论还是技术操作上都是密不可分、相互交叉的。本节着重阐述初级心肺复苏的操作要点。

初级心肺复苏是心脏骤停现场急救的最初抢救形式和最基本的常规操作技术，包括判断技能和支持/干预技术。其目的是尽快对被抢救者的重要器官供血、供氧，延长机体耐受死亡的时间，争取创造进一步生命支持的机会。2010年美国心脏协会在国际权威《循环》杂志上颁布的最新心肺复苏与心血管急救指南2010中指出：强烈建议普通施救者仅做胸外按压的CPR，弱化人工呼吸的作用，对普通目击者要求对A—B—C改变为C—A—B，强调胸外心脏按压的重要性。

（一）呼救

无论在医院内或医院外，当发现患者无明显原因、诱因突然发生意识丧失伴抽搐，或可判定为心脏停止跳动时应立即呼救，以取得他人或同事的帮助。特别是在医院外及无抢救条件的基层诊所，应首先求助急救医疗服务体系（emergency medical service system，EMSS），尽快呼叫急救医护人员到场协助救治（国内统一电话：120）。

（二）摆放合适的体位

心脏骤停患者无论当时处于何种姿态或体位，都应迅速摆放为头、颈与躯干在同一个轴面的仰卧位，双臂自然置于躯干两侧以符合复苏操作的基本需要。对位于软垫床上的患者应在背部衬垫以硬木平板，其他情况下则应使其仰卧于平坦的地面上。对头颈部发生创伤或怀疑有损伤的患者在摆放体位时，应将头、肩、躯干作为整体同步翻转，并且只有在绝对必要时才进行移动。

（三）徒手胸外心脏按压术

徒手胸外心脏按压术为心脏骤停后建立人工血液循环的重要方法，既适合医院内又适合医院外，是心脏复苏抢救的基本方法。

1. 基本操作法

急救者双手手指交叉（或伸直）重叠，以一手掌根（多用左手）放于被抢救者胸骨中下1/3处，确保手掌根部长轴与胸骨长轴一致，两肘关节伸直，上肢呈一直线，双肩正对双手，借助肩部及上半身力量垂直向下按压；要保证手掌根部的全部力量压在胸骨上，每次按压的方向必须与胸骨垂直（图1-6）。为达到有效的按压，可根据体形大小增加或减少按压幅度，当胸骨下陷超过5 cm时，即突然放松压力，但手掌根部不离开胸壁，双手位置保持固定。一般按压频率应不少于 100 次/分，按压与放松间隔时间各占 50%，按压间断时间不应超过 5 秒。

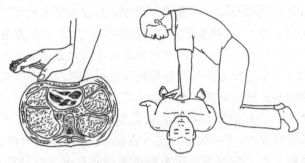

图 1-6　胸外心脏按压的手法及姿势

2. 徒手胸外心脏按压操作中常见的问题

（1）定位不准：固定于胸骨的掌根部定位不准确，易随按压移动出现错位，其结果是向下错位可使剑突受压，如果发生折断可以造成肝损伤或破裂；向上错位达不到建立有效循环效果；向两侧错位易发生肋骨或肋软骨骨折，引起血胸或气胸。

（2）姿势不准：抢救按压操作时术者手指同时贴于被抢救者的胸廓上、肘部弯曲或按压用力方向未与胸骨垂直，易导致无效操作乃至引起骨折。

（3）用力不准：按压用力呈冲击式，使得操作既无效果又容易造成骨折。

（4）方法不准：按压放松时，手掌根亦随之提起，容易造成按压部位移位；或每次按压后放松压力未能完全解除，胸骨没有恢复到按压前的位置，胸廓不能充分松弛从而影响血液回流；或按压速度不匀称，时快时慢，也影响操作效果。

（5）频率不准：在实际 CPR 操作中，若按压频率达不到100 次/分，可能影响脑及冠状动脉灌注压。

因此，平时需强化操作训练，尽量达到规定的基本要求。

3. 胸外心脏按压合并症

（1）骨折：肋骨、胸骨、脊柱骨折、连枷胸。

（2）脏器撕裂：如肺、肝、腹部其他脏器，以及心脏撕裂或破裂。

（3）栓塞：肺或脑脂肪栓塞。

（4）其他：气胸、血胸。

4. 胸外心脏按压禁忌证

（1）胸部严重挤压伤或多发性肋骨骨折。

（2）大面积肺栓塞。

（3）张力性气胸。

（四）开放气道

心脏骤停后由于患者意识丧失，会厌部肌肉松弛常致舌后坠或呼吸道分泌物、呕吐物、异物等阻塞气道，不能保证有效通气。即使有微弱自主呼吸者，也可由于吸气时气道内呈负压将舌、会厌或两者同时吸附到咽后壁造成气道阻塞。因此，开放气道是心肺复苏的先决条件。

首先要清除患者口中的异物或呕吐物，用指套或指缠纱布清除口腔中的液体分泌物；清除固体异物时，应以一手向下按压患者下颌被动张口，用另一手示指抠出异物。如果患者戴有义齿应取下，以防脱落阻塞气道。必要时可采用气管插管、口咽通气道、环甲膜穿刺术或气管切开等手段，以保证气道的通畅。现场徒手处理的主要方法如下：

1. 仰头-抬颏法

应用此种方法对无颈部创伤患者解除舌后坠效果最佳，是复苏操作中采用最广泛、最安全、最有效的方法。术者一手置于患者前额，向后加压使头后仰，另一手的示指、中指置于患者颏部，将颏上抬，抬高程度以患者唇齿未完全闭合为限。操作中勿用力压迫患者的下颌部软组织，否则有可能造成人为气道梗阻。

2. 托颌法

术者位于患者头部的前方，双手放置在患者头部两侧的同一水平，将示指、中指、无名指放在患者下颌缘处，握紧下颌角，用力向前上方抬起下颌；同时，用双拇指推开患者口唇，用掌根部及腕部使头后仰。此方法若用于疑有头、颈部创伤患者应只采用托颌动作，而不配合使用仰头或转动的其他手法。

3. 其他

还有仰头-抬颈法和舌-颌上举法。

（五）人工通气

人为使含氧气体被动进入患者或被抢救者肺泡的通气措施称为人工通气。依抢救现场条件不同，可采用口对口、口对鼻人工呼吸、口对面罩呼吸或呼吸机通气等方法。

1. 简易口对口或口对鼻人工通气

（1）口对口人工通气：确认呼吸道通畅后，术者用一手托起被抢救者下颌，另一只手的拇、示指捏住双侧鼻孔；先自行深吸气后，用口唇严密包盖被抢救者口部，再用适当的力量缓慢吹气；每次吹气应持续 2 秒以上，以可见被抢救者胸廓出现抬举动作为准（700～1000 mL 气体），详见图 1-7。吹气结束后，术者迅速将口唇移开，同时放松被抢救者的鼻孔以利于被动吐气。无论实施单人或双人 CPR 按压/通气比例均为 30∶2；如抢救者只是实施人工呼吸而不行 CPR 操作，通气频率应为 10～12 次/分。通常进行 5 个完整的 C—A—B 后需重新评估患者的生命状态，如已恢复呼吸、心跳，应停止心肺复苏，如仍未恢复，继续进行抢救。

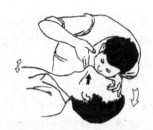

图 1-7　口对口人工呼吸

（2）口对鼻人工通气：术者将一只手置于患者前额后推，同时用另一只手将被抢救者颏部上推，使上、下唇闭拢；深吸气后，以唇盖住被抢救者鼻孔，向鼻孔内吹气；呼气状态时将手放开，让被抢救者吸入的气体被动排出。此种方法适用于口周外伤或张口困难等情况。

2. 口对面罩呼吸

用透明有单向阀门或有氧气接口的面罩，向患者肺内吹入气体或同时经氧气接口供给氧气。优点是闭合性好，通气效果好。

3. 判定人工通气的有效标志

（1）随被动人工呼吸运动可见胸廓规律有效起伏。

（2）听到或感知被抢救者气道有气流呼出。

（3）人为吹入气体时可感到被抢救者气道阻力规律性升高。

（4）发绀状态缓解。

（六）心肺复苏有效的指标

（1）能触及到大动脉搏动或收缩压＞60 mmHg。

（2）口唇、指甲床及皮肤颜色由发绀转为红润。

（3）扩大的瞳孔逐渐回缩或出现睫毛反射。

（4）呼吸状态改善或出现自主呼吸。

（5）昏迷逐渐变浅或出现挣扎。

（七）终止心肺复苏操作的指标

（1）被抢救者自主呼吸及心搏已经恢复。

（2）复苏操作已达 30 分钟以上而患者仍呈深度昏迷，且自主呼吸、心跳一直未能恢复。

（3）心电图示波一直呈现直线。

三、复苏后处理

是指在初步 CPR 基本生命支持基础上，迅速采用必要的辅助设备及特殊技术来巩固、维持有效通气和血液循环的救治过程。在此过程中主要是通过心电监测及时识别致命性心律失常，通过电击除颤术或临时心脏起搏术，以及有针对性地使用各种抢救药物等多种措施将初级 CPR 恢复的自主循环改善为有效循环。使用不同手段或氧供，必要时以机械通气来维持或替代自主呼吸。

（一）快速给氧

心脏骤停或 CPR 操作时，由于心排血量降低、动脉与静脉间血氧浓度差下降、外周血氧释放障碍等因素均导致组织与重要器官缺氧。因此，及时纠正缺氧是复苏过程中最重要的环节之一，只要抢救现场有氧气装置，就应迅速、及时对被抢救者给予氧供。在复苏早期可通过各种便捷的手段或方法毫不迟疑地给予纯氧通气，高氧分压可以增加动脉血中氧的溶解度，进一步增加对机体的氧输送（心排血量×血氧浓度）。对已恢复自主呼吸者可将纯氧逐渐降为高浓度（40％～60％），待基本生命体征稳定后再逐渐降低给氧浓度。有条件时可根据血气分析结果或 pH 监测结果调整氧输送。

（二）应用辅助设备开放气道及维持供氧

1. S 型口咽导气管

由口咽导气管、口盖及口外通气管三部分组成，首先将口咽导气管的弯臂凹向上（即反向），从口唇间侧面插入，当术者自觉感到导气管的顶端抵达软腭后方时，翻转口咽导气管180°（即正向），舌及舌根部即可被压于弯臂之下，从而有效防止舌后坠。同时，救护者可用口对 S 型导气管行人工通气，吹气时要首先被动关闭患者口鼻。

2. 气管插管、气管切开术

详见本章第二节相关内容。

3. 手控呼吸囊

手控呼吸囊是一种球囊-瓣式人工压力通气装置，由球囊与阀瓣组成，可与面罩、气管导管以及气道的其他通气装置连接，最常使用的方法是与面罩组合。在急救中使用球囊面罩组合方式可提供正压通气，一般球囊充气容量为1000～1600 mL，足以使肺充分膨胀，并且通过球囊后部导管可与供养装置连接。操作人员须位于患者头侧，将头部适当抬高，缓慢、均匀挤压球囊以供气，每次挤压时间一般不少于2秒。

4. 人工机械辅助通气

机械辅助通气是一种辅助或替代肺通气的治疗方法，在心肺复苏救治中其作用是可以替代肺的通气功能，迅速改善机体氧供状态，提高复苏成功率。以往复苏抢救由于机械通气普及率低使其应用受到限制。近年来随着国民经济的发展及人们对急诊急救要求日趋增高，呼吸机等辅助抢救设备在临床越来越普及，从而使心肺复苏从原始性人工技术操作实现了向现代复苏技术的转变。

（三）电除颤

心脏骤停60％～80％是由于室颤所引起，及早除颤是决定患者能否存活的关键。在室颤发生1分钟内除颤成功率最高，每延迟 1 分钟死亡率会增加7%～10%，故有条件的应在 5 分钟内完成除颤。成人胸外电除颤时应将已涂好导电膏或用盐水浸湿纱布包裹的电极板一端放在患者右胸侧锁骨下方，另一端放在左胸侧乳头内侧。电极板应与胸壁紧密接触，放电时术者及辅助人员应将身体离开病床。首次能量为 200 J，若未成功第 2 次除颤能量可增至300 J，仍未成功时应立即进行第 3 次除颤，电量应设置为360 J。由于高能除颤心肌损伤较大，目前已有低能双向波除颤仪应用于临床，而且效果优于单向波除颤。开胸电除颤的能量应从 5 J 开始，最大不得超过 50 J。现在国外在机场、大型超市等公共场所的醒目处常放置自动体外除颤器（AED），其特点是能对心律失常进行自动分析和除颤，操作简便，非医务人员经短时间训练也能独立完成操作。

（四）复苏给药途径与药物治疗

1. 用药目的

提高心脏按压效果，激发心脏复跳，增强心肌收缩力；提高周围血管阻力，增加心肌血流灌注量和脑血流量；纠正酸中毒或电解质紊乱；降低除颤阈值，为除颤创造条件，防止室颤复发。

2. 给药途径

可有中心静脉给药、外周静脉给药、心腔注射给药、气管内给药、经骨髓腔给药等多种方式。

3. 常用药物

（1）肾上腺素：为肾上腺能 α 受体和 β 受体的兴奋剂，对两种受体几乎具有相同程度的作用。肾上腺素可以加速心率，中等程度地加强心肌收缩，并增强周围血管阻力。心脏骤停后，肾上腺素是第一个经静脉注射（或稀释后，由气管内注入）的药物，它有助于增加心肌和脑组织的血流量，并可以改变细室性颤动为粗室性颤动，以利电除颤。无论是室性颤动，心室停搏或心电-机械分离，均适用。剂量：0.1%肾上腺素 0.5～1.0 mg，静脉注射；如已作气管插管，可用10 mL等渗盐液稀释后经气管注入。5分钟后，可以重复。

（2）阿托品：为 M 胆碱受体阻断剂，用于心室停搏。它可以通过解除迷走神经张力作用，加速窦房率和改善房室传导。剂量：静脉滴注 1.0 mg，5 分钟后可重复。亦可经气管注入。应注意的是，如心搏已恢复，心率又较快，就不宜用阿托品，特别是急性心肌梗死的患者。因加速心率，可以加重心肌缺血，扩大梗死面积。

（3）利多卡因：为人工合成酰胺类局部麻醉药，后发现其有起效迅速而较安全的抗心律失常作用，尤其是急性心肌梗死并发多发性室性早搏时的首选药，也是用于处理室性颤动的第一线药物。剂量：利多卡因 1～2 mg/kg 体重，静脉注射，速度不宜超过 50 mg/min。也可由气管给药。紧接着可以静脉点滴维持，防止室颤复发，滴速为 $2 \sim 4$ mg/min。如室性早搏持续，可以每 10 分钟加注 0.5 mg/kg体重的利多卡因。

（4）碳酸氢钠：早期认为，心搏骤停时由于严重酸中毒可以降低心肌收缩力、减低儿茶酚胺的生理效应，心肺复苏时应常规使用碳酸氢钠以纠正酸中毒。然而近年来人们认为心脏骤停早期酸中毒的主要原因是低血流灌注和二氧化碳潴留，因此通过调整通气量即可纠正。同时据临床资料统计证实，碳酸氢钠并没有增加复苏的成功率。此外，它使氧合血红蛋白曲线左移，抑制氧的释出，而增多的 CO_2 却可自由进入心肌细胞和脑细胞，影响其功能的恢复。如果因使用剂量过大，还可引起碱中毒，增加复苏的困难，同时使所给儿茶酚胺类药物灭活。但如经过 CPR、电除颤等以后，血气分析发现有严重的代谢性酸中毒，此时可考虑用适量的碳酸氢钠，以纠正因乳酸积聚所致的酸中毒。剂量：1.0 mmol/kg体重（如为 8.4％碳酸氢钠溶液，1 mmol＝1 mL，如为 5％的溶液，1 mL＝0.6 mmol），静脉滴注。

第二章 酸碱平衡紊乱

第一节 代谢性酸中毒

一、定义

人体动脉血液中酸碱度（pH）是血液内 H^+ 浓度的负对数值，正常为 7.35～7.45，平衡值为 7.40。体液中 H^+ 摄入很少，主要是在代谢过程中内生而来。机体对酸碱负荷有相当完善的调节机制，主要包括缓冲、代偿和纠正作用。碳酸氢盐是体液中最重要作用最大的缓冲对，代谢性酸负荷时，H^+ 与 HCO_3^- 结合成 H_2CO_3，H_2CO_3 极不稳定，大部分分解成 CO_2 和 H_2O，CO_2 通过呼吸排出体外，使血液中 HCO_3^- 与 H_2CO_3 的比值保持在 20:1，pH 值也将保持不变，可是代偿是有限度的，如果超过了机体所能代偿的程度，酸中毒将进一步加剧。代谢性酸中毒是最常见的一种酸碱平衡紊乱，以原发性 HCO_3^- 降低（$<21\ mmol/L$）和 pH 值降低（<7.35）为特征。

二、病因和发病机制

（一）病因

不外乎 H^+ 产生过多、排出受阻，或者 HCO_3^- 丢失过多。常见于：①腹膜炎、休克、高热等酸性代谢废物产生过多，或长期不能进食，脂肪分解过多，酮体积累；②腹泻、肠瘘、胆瘘和胰瘘等，大量 HCO_3^- 由消化道中丢失；③急性肾衰竭，排 H^+ 和再吸收 HCO_3^- 受阻。

当体内 H^+ 升高后，除体液缓冲系统作用外，主要由肺和肾调节。$H^+ + HCO_3^- \rightarrow H_2CO_3 \rightarrow H_2O + CO_2$。当 HCO_3^- 减少时，H_2CO_3 相应增高，离解出 CO_2，使血 PCO_2 升高，刺激呼吸中枢，引起呼吸深快，CO_2 排出增加，血中 H_2CO_3 相应减少以代偿；肾脏通过排出 H^+、NH_4^+ 和回收 HCO_3^-，以提高血浆中 HCO_3^-/H_2CO_3 的比值，pH 仍属正常，称为代偿性代谢性酸中毒；若两者比值不能维持正常，pH 降至7.35以下则为失代偿性代谢性酸中毒。

（二）发病机制

1. 酸性物质产生过多

（1）乳酸酸中毒：乳酸酸中毒可见于各种原因引起的缺氧，其发病机制是缺氧时糖酵解过程加强,乳酸生成增加,因氧化过程不足而积累,导致血乳酸水平升高。这种酸中毒很常见。

(2)酮症酸中毒:酮症酸中毒是在体脂大量动用的情况下,如糖尿病、饥饿、妊娠反应较长时间有呕吐症状者,酒精中毒呕吐并数日少进食物者,脂肪酸在肝内氧化加强,酮体生成增加并超过了肝外利用量,因而出现酮血症。酮体包括丙酮、β-羟丁酸、乙酰乙酸,后两者是有机酸,导致代谢性酸中毒。这种酸中毒也是 AG 增加类正常血氯性代谢性酸中毒。

因胰岛素缺乏而发生糖尿病的患者,可以出现严重的酮症酸中毒,甚而致死。因为正常时人体胰岛素对抗脂解激素,使脂解维持常量。当胰岛素缺乏时,脂解激素如 ACTH、皮质醇、胰高血糖素及生长激素等的作用加强,大量激活脂肪细胞内的脂肪酶,使甘油三酯分解为甘油和脂肪酸的过程加强,脂肪酸大量进入肝脏,肝脏则生酮显著增加。

肝脏生酮增加与肉毒碱酰基转移酶活性升高有关。因为正常时胰岛素对比酶具有抑制性调节作用,当胰岛素缺乏时此酶活性显著增强。这时进入肝脏的脂肪酸形成脂肪酰辅酶 A(Fatty acyl-CoA)之后,在此酶作用下大量进入线粒体,经 β-氧化而生成大量的乙酰辅酶 A,乙酰辅酶 A 是合成酮体的基础物质。正常情况下,乙酰辅酶 A 经柠檬酸合成酶的催化与草酰乙酸缩合成柠檬酸而进入三羧酸循环,或经乙酰辅酶 A 羧化酶的作用生成丙二酰辅酶 A 而合成脂肪酸,因此乙酰辅酶 A 合成酮体的量是很少的,肝外完全可以利用。此外,糖尿病患者肝细胞中增多的脂肪酰辅酶 A 还能抑制柠檬酸合成酶和乙酰辅酶 A 羧化酶的活性,使乙酰辅酶 A 进入三羧酸循环的通路不畅,同时也不易合成脂肪酸。这样就使大量乙酰辅酶 A 肝内缩合成酮体。

非糖尿病患者的酮症酸中毒是糖原消耗补充不足,机体进而大量动用脂肪所致,如饥饿等。

2.肾脏排酸保碱功能障碍

不论肾小管上皮细胞 H^+ 排泌减少和碳酸氢盐生成减少还是肾小球滤过率严重下降,不论急性或慢性肾衰竭,均能引起肾性代谢性酸中毒。由于肾脏是机体酸碱平衡调节的最终保证,故肾衰竭的酸中毒更为严重,也是不得不采取血液透析措施的临床危重情况之一。

(1)肾衰竭:肾衰竭如果主要是由于肾小管功能障碍所引起时,则此时的代谢性酸中毒主要是因小管上皮细胞产 NH_3 及排 H^+ 减少所致。正常肾小管上皮细胞内谷氨酰胺及氨基酸由血液供应,在谷氨酰胺酶及氨基酸化酶的催化作用下不断生成 NH_3,NH_3 弥散入管腔与肾小管上皮细胞分泌的 H^+ 结合形成 NH_4^+,使尿液 pH 值升高,这就能使 H^+ 不断分泌入管腔,完成排酸过程。原尿中的 Na^+ 被 NH_4^+ 不断换回,与 HCO_3^- 相伴而重新入血成为 $NaHCO_3$。这就是肾小管的主要排酸保碱功能。当肾小管发生病变从而引起此功能严重障碍时，即可发生酸中毒。此类酸中毒因肾小球滤过功能无大变化，并无酸类的阴离子因滤过障碍而在体内潴留，其特点为 AG 正常类高血氯性代谢性酸中毒。也就是说 HPO_4^{2-}、SO_4^{2-} 等阴离子没有潴留，故 AG 不增加，而 HCO_3^- 重吸收不足，则由另一种容易调节的阴离子 Cl^- 代替，从而血氯上升。

肾衰竭如果主要是肾小球病变而使滤过功能障碍，则一般当肾小球滤过率不足正常的 20% 时，血浆中未测定阴离子 HPO_3^{2-}、SO_4^{2-} 和一些有机酸均可因潴留而增多。这时的特点是 AG 增加类正常血氯性代谢性酸中毒。HPO_4^{2-} 滤出减少，可以使可滴定酸排出减少，从而导致 H^+ 在体内潴留。

（2）碳酸酐酶抑制剂：例如使用乙酰唑胺作为利尿时，由于该药物抑制了肾小管上皮细胞中的碳酸酐酶活性，使 $CO_2 + H_2O \rightarrow H_2CO_3 \rightarrow H^+ + HCO_3^-$ 反应减弱，H^+ 分泌减少，HCO_3^- 重吸收减少，从而导致 AG 正常类高血氯性酸中毒。此时 Na^+、K^+、HCO_3^- 从尿中排出高于正常，可起利尿作用，用药时间长要注意上述类型酸中毒。

（3）肾小管性酸中毒：肾小管性酸中毒（Renal Tubular Acidosis，RTA）是肾脏酸化尿液的功能障碍而引起的 AG 正常类高血氯性代谢性酸中毒。目前按其发病机制可分四型。

Ⅰ型：远端肾小管性酸中毒（Distal RTA），是远端小管排 H^+ 障碍引起的。此时远端小管不能形成并维持正常管内与管周液的 H^+ 陡峭浓度差。小管上皮细胞形成 H_2CO_3 障碍，且管腔内 H^+ 还可弥散回管周液。它可能是肾小管上皮细胞排 H^+ 的一系列结构、功能和代谢的不正常引起的。其病因有原发性、自身免疫性、肾钙化、药物中毒（两性霉素 B、甲苯、锂化合物、某些镇痛剂及麻醉剂）、肾盂肾炎、尿路阻塞、肾移植、麻风、遗传性疾病、肝硬化等。

Ⅱ型：近端肾小管性酸中毒（Proximal RTA），是近端小管重吸收 HCO_3^- 障碍引起的。此时尿中有大量 HCO_3^- 排出，血浆 HCO_3^- 降低。如果我们人为地将这类患者的血浆 HCO_3^- 升至正常水平并维持之，即可到肾丢失 HCO_3^- 超过滤过量的 15%，这是一个很大的量，因此可导致严重酸中毒。当血浆 HCO_3^- 显著下降，酸中毒严重时，患者尿中 HCO_3^- 也就很少了，用上述办法方可观测到其障碍之所在。此型 RTA 的发病机制可能系主动转运的能量不足所致，多系遗传性的代谢障碍。

Ⅲ型：即 Ⅰ～Ⅱ 混合型，既有远端小管酸化尿的功能障碍，也有近端曲管重吸收 HCO_3^- 的障碍。

Ⅳ型：据目前资料认为系远端曲管阳离子交换障碍所致。此时管腔膜对 H^+ 通过有障碍。患者有低肾素性低醛固酮血症、高血钾。K^+ 高时，与 H^+ 竞争，也使肾 NH_4^+ 排出下降，H^+ 潴留。常见于醛固酮缺乏症、肾脏对醛固酮反应性降低或其他如Ⅰ型或Ⅱ型的一些原因引起。

（4）肾上腺皮质功能低下（阿狄森氏病）：一方面由于肾血流量下降，缓冲物质滤过减少，形成可滴定酸少；另一方面由于 Na^+ 重吸收减少，NH_3 和 H^+ 的排出也就减少，因为 Na^+ 的重吸收与 NH_3 及 H^+ 的排出之间存在着一个交换关系。

3. 肾外失碱

肠液、胰液和胆汁中的 HCO_3^- 均高于血浆中的 HCO_3^- 水平。故当腹泻、肠瘘、肠道减压吸引等时，可因大量丢失 HCO_3^- 而引起 AG 正常类高血氯性代谢性酸中毒。输尿管乙状结肠吻合术后亦可丢失大量 HCO_3^- 而导致此类型酸中毒，其机制可能是 Cl^- 被动重吸收而 HCO_3^- 大量排出，即 $Cl^- - HCO_3^-$ 交换所致。

4. 酸或成酸性药物摄入或输入过多

氯化铵在肝脏内能分解生成氨和盐酸，用此祛痰剂日久量大可引起酸中毒。$NH_4Cl \rightarrow NH_3 + H^+ + Cl^-$。为 AG 正常类高血氯性代谢性酸中毒。氯化钙使用日久量大亦能导致此类酸中毒，其机制是 Ca^{2+} 在肠中吸收少，而 Cl^- 与 H^+ 相伴随而被吸收，其量多于 Ca^{2+}，Ca^{2+} 能在肠内与缓冲碱之一的 HPO_4^{2-} 相结合，使 HPO_4^{2-} 吸收减少。Ca^{2+} 也能与 $H_2PO_4^-$ 相结合生成不吸收的 $Ca_3(PO_4)_2$ 和 H^+，而 H^+ 伴随 Cl^- 而被吸收。

水杨酸制剂如阿斯匹林（乙酰水杨酸）在体内可迅速分解成水杨酸，它是一个有机酸，消耗血浆的 HCO_3^-，引起 AG 增加类正常血氯性代谢性酸中毒。

甲醇中毒时由于甲醇在体内代谢生成甲酸，可引起严重酸中毒，有的病例报告血 pH 可降至 6.8。误饮含甲醇的工业酒精或将甲醇当作酒精饮用者可造成中毒。我国 1987 年曾发生过大批中毒病例。除甲醇的其他中毒危害外，AG 增加类正常血氯性代谢性酸中毒是急性中毒的重要死亡原因之一。积极作用 $NaHCO_3$ 抢救的道理就在于此。

酸性食物如蛋白质代谢最终可形成硫酸、酮酸等，当然，在正常人并无问题。但是当肾功能低下时，高蛋白饮食是可能导致代谢性酸中毒的。这也是 AG 增加类正常血氯性代谢性酸中毒。

输注氨基酸溶液或水解蛋白溶液过多时，亦可引起代谢性酸中毒，特别是氨基酸的盐酸盐，在代谢中会分解出 HCl 来。这些溶液制备时 pH 值均调至 7.4，但其盐酸盐能在代谢中分解出盐酸这一点仍需注意。临床上根据情况给患者补充一定量 $NaHCO_3$ 的道理就在于此。

5. 稀释性酸中毒

大量输入生理盐水，可以稀释体内的 HCO_3^- 并使 Cl^- 增加，因而引起 AG 正常类高血氯性代谢性酸中毒。

三、临床表现

随病因表现而不同，轻者常被原发病掩盖。主要有：①呼吸深快，通气量增加，PCO_2 下降，可减轻 pH 下降幅度，有时呼气中带有酮味；②面部潮红、心率加快，血压常偏低，神志不清，甚至昏迷，患者常伴有严重缺水的症状；③心肌收缩力和周围血管对儿茶酚胺的敏感性降低，引起心律不齐和血管扩张，血压下降，急性肾功能不全和休克；④肌张力降低，腱反射减退和消失；⑤血液 pH 值、二氧化碳结合力（CO_2CP）、SB、BB、BE 均降低，血清 Cl^-、K^+ 可升高。尿液检查一般呈酸性反应。

四、诊断

根据患者有严重腹泻、肠瘘或输尿管乙状结肠吻合术等的病史，又有深而快的呼吸，即应怀疑有代谢性酸中毒。血气分析可以明确诊断，并可了解代偿情况和酸中毒的严重。失代偿时，血液 pH 值和 HCO_3^- 明显下降，PCO_3 正常；部分代偿时，血液 pH 值、HCO_3^- 和 PCO_2 均有一定程度的降低。如无条件进行此项测定，可作二氧化碳结合力的测定，也可确定诊断和大致判定酸中毒的程度。血清 Na^+、K^+、Cl^- 等的测定，也有助于判定病情。

五、治疗

（1）积极防治引起代谢性酸中毒的原发病，纠正水、电解质紊乱，恢复有效循环血量，改善组织血液灌流状况，改善肾功能等。

（2）纠正代谢性酸中毒：严重酸中毒危及生命，则要及时给碱纠正。一般多用 $NaHCO_3$ 以补充 HCO_3^-，去缓冲 H^+。乳酸钠也可用，不过在肝功能不全或乳酸酸中毒时不用，因为乳酸钠经肝代谢方能生成 $NaHCO_3$。三羟甲基氨基甲烷（Tris-hydroxymethyl Aminomethane，THAM 或 Tris）近来常用。它不含 Na^+、HCO_3^- 或 CO_2。其分子结构式为 $(CH_2OH)_3CNH_2$，它是以其 OH^- 去中和 H^+ 的。1 g $NaHCO_3$ 含有 11.9 mmol 的 HCO_3^-，1 g 乳酸钠相当于 9 mmol 的 HCO_3^-，1 g THAM 相当于 8.2 mmol 的 HCO_3^-。而 $NaHCO_3$ 溶液作用迅速、疗效确切、不良反应小。

纠正代谢性酸中毒时补充碱量可用下式计算：补充碱（mmol）=（正常 CO_2CP－测定 CO_2CP）×体重（kg）×0.2；或补充碱（mmol）=（正常 SB－测定 SB）×体重（kg）×0.2。

临床上可先补给计算量的 1/2～1/3，再结合症状及血液化验结果，调整补碱量。在纠正酸中毒时大量 K^+ 转移至细胞内，引起低血钾，要随时注意纠治低钾。

（3）处理酸中毒时的高钾血症和患者失钾时的低钾血症：酸中毒常伴有高钾血症，在给碱纠正酸中毒时，H^+ 从细胞内移至细胞外不断被缓冲，K^+ 则从细胞外重新移向细胞内从而使血钾回降。但需注意，有的代谢性酸中毒患者因有失钾情况存在，虽有酸中毒但伴随着低血钾。纠正其酸中毒时血清钾浓度更会进一步下降引起严重甚至致命的低血钾。这种情况见于糖尿患者渗透性利尿而失钾，腹泻患者失钾等。纠正其酸中毒时需要依据血清钾下降程度适当补钾。

严重肾衰竭引起的酸中毒，则需进行腹膜透析或血液透析方能纠正其水、电解质、酸碱平衡以及代谢尾产物潴留等紊乱。

第二节　呼吸性酸中毒

一、定义

呼吸性酸中毒是以原发的 PCO_2 增高及 pH 值降低为特征的高碳酸血症。急性严重呼酸表现为呼吸急促、呼吸困难和明显的神经系统症状，如头痛、视野模糊、烦躁不安，甚至出现震颤、意识模糊、谵妄和昏迷。体检可发现视盘水肿、脑脊液压力增高和心律失常等。

二、病因和发病机制

（一）病因

系肺泡通气功能障碍所致。

常见于：①呼吸中枢抑制，如麻醉药使用过量；②呼吸道梗阻，如喉痉挛、支气管痉挛、呼吸道烧伤及异物、溺水、颈部血肿或包块压迫气管等；③肺部疾患，如休克肺、肺水肿、肺不张、肺炎等；④胸部损伤：如手术、创伤、气胸、胸腔积液等。

（二）发病机制

1. 呼吸中枢抑制

一些中枢神经系统的病变如延脑肿瘤、延脑型脊髓灰质炎、脑炎、脑膜炎、椎动脉栓塞或血栓形成、颅内压升高、颅脑外伤时，呼吸中枢活动可受抑制，使通气减少而 CO_2 蓄积。此外，一些药物如麻醉剂、镇静剂、镇静剂（吗啡、巴比妥钠等）均有抑制呼吸的作用，剂量过大亦可引起通气不足。碳酸酐酶抑制剂如乙酰唑胺能引起代谢性酸中毒前已述及。它也能抑制红细胞中的碳酸酐酶而使 CO_2 在肺内从红细胞中释放减少，从而引起动脉血 PCO_2 升高。有酸中毒倾向的伤病员应慎用此药。

2. 呼吸神经、肌肉功能障碍

见于脊髓灰质炎、急性感染性多发性神经炎（Guillain-barre 综合征）、肉毒中毒、重症肌无力、低钾血症或家族性周期性麻痹、高位脊髓损伤等。严重者呼吸肌可麻痹。

3. 胸廓异常

胸廓异常影响呼吸运动常见的有脊柱后、侧凸，连枷胸（Flail Chest），关系强直性脊柱炎（Ankylosing Spondylitis），心肺性肥胖综合征（Picwick 综合征）等。

4. 气道阻塞

常见的有异物阻塞、喉头水肿和呕吐物的吸入等。

5. 广泛性肺疾病

广泛性肺疾病是呼吸性酸中毒的最常见的原因。它包括慢性阻塞性肺疾病、支气管哮喘、严重间质性肺疾病等。这些病变均能严重妨碍肺泡通气。

6. CO_2 吸入过多

指吸入气中 CO_2 浓度过高，如坑道、坦克等空间狭小通风不良之环境中。此时肺泡通气量并不减少。

三、临床表现

在呼吸器官有病时如果发生急性呼吸性酸中毒则有呼吸加深加快发绀及心跳快等表现。若呼吸中枢因药物或 CO_2 蓄积受到抑制，就可能无呼吸加深加快的表现在外科手术中若用气管内插管麻醉，能因通气不足而突然发生急性呼吸性酸中毒。当 $PCO_2>6.7$ kPa（50 mmHg）时，血压明显上升，PCO_2 进一步升高，则血压反而下降，如未及时发现，由于酸中毒使 K^+ 向细胞外液转移过多过速则能出现急性高钾血症引发心室纤颤或心脏停搏。所以在气管插管麻醉时如发现血压升高，应注意检查是否有通气不良或须更换钠石灰。

四、诊断

患者有呼吸功能受影响的病史，又出现一些呼吸性酸中毒的症状，即应怀疑有呼吸性酸中毒。

凡具有上述致病原因者，若血浆 $PaCO_2>6$ kPa（45 mmHg），则考虑呼酸的诊断。其中若 pH<7.35，为失代偿性；若 pH 在 7.35～7.45 者，为代偿性，此时需要与代碱相鉴别。此外，尚应判断 HCO_3^- 的代偿程度。若 $PaCO_2$ 上升 1.33 kPa（10 mmHg），HCO_3^- 上升 3 mmol，则为慢性呼酸；若 HCO_3^- 仅上升 1 mmol，则为急性呼酸或混合型酸碱失衡。

五、治疗

（1）积极防治引起的呼吸性酸中毒的原发病。

（2）改善肺泡通气，排出过多的 CO_2。根据情况可行气管切开，人工呼吸，解除支气管痉挛、祛痰、给氧等措施，给氧时氧浓度不能太高，以免抑制呼吸。

人工呼吸要适度，因为呼吸性酸中毒时 $NaHCO_3/H_2CO_3$ 中 H_2CO_3 原发性升高，NaH_2CO_3 呈代偿性继发性升高。如果通气过度则血浆 PCO_2 迅速下降，而 $NaHCO_3$ 仍在高水平，则患者转化为细胞外液碱中毒，脑脊液的情况也如此。可以引起低钾血症、血浆 Ca^{2+} 下降、中枢神经系统细胞外液碱中毒、昏迷甚至死亡。

（3）一般不给碱性药物，除非 pH 下降甚剧，因碳酸氢钠的应用只能暂时减轻酸血症，不宜长时间应用。酸中毒严重时如患者昏迷、心律失常，可给 THAM 治疗以中和过高的 H^+。$NaHCO_3$ 溶液亦可使用，不过必须保证在有充分的肺泡通气的条件下才可作用。因为给 $NaHCO_3$ 纠正呼吸性酸中毒体液中过高的 H^+，能生成 CO_2，如不能充分排出，会使 CO_2 深度升高。

第三节　代谢性碱中毒

一、定义

由于碱性物质摄入太多或固定酸大量丢失而引起血浆 HCO_3^- 浓度原发性增高，称为代谢性碱中毒。

二、病因和发病机制

（一）病因学

代碱的基本原因是失酸（H^+）或得碱（HCO_3^-）。常见于：①H^+ 丢失过多，如持续呕吐（幽门梗阻），持续胃肠减压等；②HCO_3^- 摄入过多，如消化性溃疡时大量服用碳酸氢钠；③利尿排氯过多，尿中 Cl^- 与 Na^+ 的丢失过多，形成低氯性碱中毒。当血浆 HCO_3^- 升高后，血 pH 升高，抑制呼吸中枢，呼吸变慢变浅，以保留 CO_2，使血液 H_2CO_3 增加以代偿。同时肾小管减少 H^+、NH_3 的生成，HCO_3^- 从尿排出增加，使得血浆中 HCO_3^-/H_2CO_3 的比值恢复 20∶1。

（二）发病机制

1. 氢离子丢失过多

（1）胃液丢失：常见于幽门梗阻或高位肠梗阻时的剧烈呕吐，直接丢失胃酸（HCl）。胃腺壁细胞生成 HCl，H^+ 是胃腺壁细胞由 $CO_2+H_2O\rightarrow H_2CO_3\rightarrow H^++HCO_3^-$ 反应而来，Cl^- 则来自血浆。壁细胞中有碳酸酐酶促进此反应能迅速进行。H^+ 与 Cl^- 在胃腺腔内形成 HCl 分泌入胃内。进入小肠后 HCl 与肠液、胰液、胆汁等碱性消化液中的 $NaHCO_3$ 中和。碱性液的分泌是受 H^+ 入肠的刺激引起的。因此，如果 HCl 因呕吐而丢失，则肠液中 $NaHCO_3$ 分泌减少，体内将有潴留；再者，已分泌入肠的 $NaHCO_3$ 不被 HCl 中和，势必引起肠液中 HCO_3^- 升高而使其重吸收增加。这就使血中 HCO_3^- 上升而导致代谢性碱中毒。

胃液大量丢失时可伴有 Cl^+、K^+ 的丢失和细胞外液容量减少，这些因素也与此时的代谢性碱中毒发生有关。低血 Cl^- 时，同符号负离子 HCO_3^- 增多以补偿之，低血 K^+ 时由于离子转移而 H^+ 移入细胞内，细胞外液容量减少时由于醛固酮分泌增多而促进 Na^+ 重吸收而促使 H^+ 和 K^+ 排出，这些均能引起代谢性碱中毒。

（2）肾脏排 H^+ 过多：肾脏排出 H^+ 过多主要是由于醛固酮分泌增加引起的。醛固酮能促进远曲小管和集合管排出 H^+ 及 K^+，而加强 Na^+ 的重吸收。H^+ 排出增多则由于 $H_2COH_3 \rightarrow H^+ + HCO_3^-$ 的反应，HCO_3^- 生成多，与 Na^+ 相伴而重吸收也增加，从而引起代谢性碱中毒，同时也伴有低钾血症。

醛固酮分泌增加见于下列情况：①原发性醛固酮增多症。②柯兴综合征：常由垂体分泌 ACTH 的肿瘤、原发性肾上腺皮质增生或肿瘤等所引起。皮质醇等激素的生成和释放增多，皮质醇也有盐皮质激素的活性，故亦能导致代谢性碱中毒。③先天性肾上腺皮质增生：可分为两型——17-羟化酶缺乏型（非男性化）和 11-羟化酶缺乏型（男性化）。因为这些酶缺乏而导致皮质醇合成减少，血中皮质醇水平下降反馈地引起垂体分泌过多 ACTH，促进肾上腺皮质合成并分泌更多脱氧皮质酮（Deoxycorticorticosterone，DOC）和皮质酮。DOC 则具有明显的盐皮质激素活性。④Bartter 综合征：这是以近球装置增生而肾素分泌增多为特点的综合征。通过肾素-血管紧张素-醛固酮系统引起醛固酮分泌增多，患者无高血压是因为其血管对血管紧张素Ⅱ的反应性降低。由于患者前列腺素分泌增多，故近年也提出交感神经兴奋而使前列腺素增多从而导致肾素分泌增多的机制。例如使用消炎痛抑制前列腺素合成，可以降低患者肾素及醛固酮水平，并使代谢性碱中毒及 Na^+、K^+ 恢复正常。⑤近球装置肿瘤，其细胞能分泌大量肾素，引起高血压及代谢性碱中毒。⑥甘草及其制剂长期大量使用时，由于甘草酸具有盐皮质激素活性，故能引起类似醛固酮增多症时的代谢性碱中毒。⑦细胞外液容量减少时引起醛固酮分泌增多以加强 Na^+ 重吸收而保容量，可引起代谢性碱中毒。常见于速尿、利尿酸等髓袢利尿剂时或大量胃液丧失时。此种情况下，细胞外液每减少 1 L，血浆 HCO_3^- 约增加1.4 mmol/L。速尿和利尿酸除可使细胞外液减少外，其抑制肾小管髓袢升支对 Cl^-、Na^+ 的重吸收能导致到达远端曲管的 Na^+ 增多而使远端曲管排 H^+ 换 Na^+ 过程加强，这也与代谢性碱中毒的发生有关。⑧创伤和手术时的应激反应时有肾上腺皮质激素分泌增多，常伴以代谢性碱中毒。

2. 碱性物质摄入过多

（1）碳酸氢盐摄入过多：例如溃疡患者服用过量的碳酸氢钠，中和胃酸后导致肠内 $NaHCO_3$ 明显升高时，特别是肾功能有障碍的患者由于肾脏调节 HCO_3^- 的能力下降可导致碱中毒。此外，在纠正酸中毒时，输入碳酸氢钠过量也同样会导致碱中毒。

（2）乳酸钠摄入过多：经肝脏代谢生成 HCO_3^-，见于纠正酸中毒时输乳酸钠溶液过量。

（3）柠檬酸钠摄入过多：输血时所用液多用柠檬酸钠抗凝。每 500 mL 血液中有柠檬酸钠 16.8 mEq，经肝代谢性可生成 HCO_3^-。故大量输血时（例如快速输入 3000～4000 mL）可发生代谢性碱中毒。

3. 缺钾

各种原因引起的血清钾减少，可引起血浆 $NaHCO_3$ 增多而发生代谢性碱中毒。其机制有：①血清 K^+ 下降时，肾小管上皮细胞排 K^+ 相应减少而排 H^+ 增加，换回 Na^+、HCO_3^- 增加。此时的代谢性碱中毒，不像一般碱中毒时排碱性尿，它却排酸性尿，称为反常酸性尿。②血清钾下降时，由于离子交换，K^+ 移至细胞外以补充细胞外液的 K^+，而 H^+ 则进入细胞内以维持电中性，故导致代谢性碱中毒（此时细胞内却是酸中毒，当然细胞内冲物质可以缓冲进入细胞内的 H^+）。

4. 缺氯

由于 Cl^- 是肾小管中唯一的容易与 Na^+ 相继重吸收的阴离子，当原尿中 Cl^- 降低时，肾小管便加强 H^+、K^+ 的排出以换回 Na^+，HCO_3^- 的重吸收增加，从而生成 $NaHCO_3$。因此低氯血症时由于失 H^+、K^+ 而 $NaHCO_3$ 重吸收有增加，故能导致代谢性碱中毒。此时患者尿 Cl^- 是降低的。另外，前述之速尿及利尿酸能抑制髓袢升支粗段对 Cl^- 的主动重吸收从而造成缺 Cl^-。此时远端曲管加强排 H^+、K^+ 以换回到达远端曲管过多的 Na^+。故同样可导致代谢性碱中毒。此时患者尿 Cl^- 是升高的。

呕吐失去 HCl，就是失 Cl^-，血浆及尿中 Cl^- 下降，通过上述原尿中 Cl^- 降低机制促使代谢性碱中毒发生。

三、临床表现

轻者只表现为原发病症状。严重者呼吸浅而慢，神经肌肉兴奋性增高，常有面部及四肢肌肉抽动、手足搐搦、口周手足麻木，其原因可能是由于蛋白结合钙增加、游离钙减少，碱中毒致乙酰胆碱释放增多。血红蛋白对氧的亲和力增加，致组织缺氧，出现头昏、躁动、谵妄乃至昏迷。伴低钾时，可有软瘫。

四、诊断及鉴别诊断

根据病史和临床表现可初步做出诊断，血气分析可以确定诊断及其严重程度。失代偿时，血液 pH 值和 HCO_3^- 明显增高，PCO_2 正常；部分代偿时，血液 pH 值、HCO_3^- 和 PCO_2 均有一定程度的增高。

鉴别低氯性碱中毒和对氯无反应的碱中毒。前者见于各种血容量不足、失钾、失氯引起的碱中毒，尿氯<10 mmol/L，补给生理盐水后碱中毒可以纠正。后者见于醛固酮增多的内分泌疾病，尿氯>20 mmol/L，补给含氯溶液后无助于矫正碱中毒。

五、治疗

(1) 积极防治引起代谢性碱中毒的原发病，消除病因。

(2) 纠正低血钾症或低氯血症，如补充 KCl、NaCl、$CaCl_2$、NH_4Cl 等。其中 NH_4Cl 既能纠正碱中毒也能补充 Cl^-，不过肝功能障碍患者不宜使用，因 NH_4Cl 需经肝代谢。

(3) 纠正碱中毒：轻度碱中毒可使用等渗盐水静脉滴注即可收效，盐水中 Cl^- 含量高于血清中 Cl^- 含量约 1/3，故能纠正低氯性碱中毒。重症碱中毒患者可给予一定量酸性药物，如精氨酸、氯化铵等。

计算需补给的酸量可采用下列公式：需补给的酸量（mmol）=（测得的 SB 或 CO_2CP－正常的 SB 或 CO_2CP）×体重（kg）×0.2。

可使用碳酸肝酶抑制剂如乙酰唑胺以抑制肾小管上皮细胞中 H_2CO_3 的合成，从而减少 H^+ 的排出和 HCO_3^- 的重吸收。也可使用稀 HCl 以中和体液中过多的 $NaHCO_3$。大约是 1 mEq 的酸可降低血浆 HCO_3^- 5 mEq/L 左右。醛固酮拮抗剂可减少 H^+、K^+ 从肾脏排出，也有一定疗效。

第四节　呼吸性碱中毒

一、定义

呼吸性碱中毒是以原发的 PCO_2 降低（<4.67 kPa）和 pH 值增高（>7.45）为特征的低碳酸血症。

二、病因

(1) 精神性过度通气：这是呼吸性碱中毒的常见原因，但一般均不严重。严重者可以有头晕、感觉异常，偶尔有搐搦。常见于癔病发作患者。

(2) 代谢性过程异常：甲状腺机能亢进及发热等时，通气可明显增加超过了应排出的 CO_2 量。可导致呼吸性碱中毒，但一般也不严重。但都说明通气量并非单单取决于体液中 H^+ 和 PCO_2，也与代谢强度和需氧情况有关。此时的通气过度可能是肺血流量增多通过反射性反应引起的。

（3）乏氧性缺氧：乏氧性缺氧时的通气过度是对乏氧的代偿，但同时可以造成 CO_2 排出过多而发生呼吸性碱中毒。常见于进入高原、高山或高空的人；胸廓及肺病变如肺炎、肺栓塞、气胸、肺淤血等引起胸廓、肺血管或肺组织传入神经受刺激而反射性通气增加的患者；此外，有些先天性心脏病患者，由于右至左分流增加而导致低张性低氧血症也能出现过度通气。这些均引起血浆 H_2CO_3 下降而出现呼吸性碱中毒。

（4）中枢神经系统疾患：脑炎、脑膜炎、脑肿瘤、脑血管意外及颅脑损伤患者中有的呼吸中枢受到刺激而兴奋，出现通气过度。

（5）水杨酸中毒：水杨酸能直接刺激呼吸中枢使其兴奋性升高，对正常刺激的敏感性也升高。因而出现过度通气。

（6）革兰氏阴性杆菌败血症：革兰氏阴性杆菌进入血路而繁殖的患者，在体温血压还没有发生变化时即可出现明显的通气过度。PCO_2 有低至 17 mmHg 者。此变化非常有助于诊断。其机制尚不清楚，因为动物实验中未能成功复制此一现象。

（7）人工呼吸过度。

（8）肝硬化：肝硬化有腹水及血 NH_3 升高者可出现过度通气。可能系 NH_3 对呼吸中枢的刺激作用引起的。当然，腹水上抬横膈也有刺激呼吸的作用，但是非肝硬化的腹水患者却无过度通气的反应。

（9）代谢性酸中毒突然被纠正：例如使用 $NaHCO_3$ 纠正代谢性酸中毒，细胞外液 HCO_3^- 浓度迅速升至正常，但通过血脑浆屏障很慢（12～24 小时），此时脑内仍为代谢性酸中毒，故过度通气仍持续存在。这就造成 H_2CO_3 过低的呼吸性碱中毒。

（10）妊娠：有中等程度的通气增加，它超过 CO_2 产量，目前认为系黄体酮对呼吸中枢的刺激作用，一些合成的黄体酮制剂也有此作用。妊娠反应期因呕吐、饮食不足可发生酮症酸中毒，妊娠反应期过后则可发生呼吸性碱中毒，有时引起手足搐搦。

三、临床表现

（1）手、足、面部特别是口周麻木并有针刺样感觉。

（2）胸闷、胸痛、头昏、恐惧，甚至四肢抽搐。

（3）呼吸浅而慢。

（4）呼吸性碱中毒发生 6 小时以内者，肾脏尚显示出明显代偿功能时，称为急性呼吸性碱中毒，动脉血 PCO_2 降低，AB 血液 PH 值可能在正常范围内，如 PCO_2 在 4.3 kPa 以下，则血液 pH 值高于 7.43。

呼吸性碱中毒发生 6～18 小时后，肾脏已显出代偿功能时，称为持续性呼吸性碱中毒，或称为慢性呼吸性碱中毒，此时动脉血 PCO_2 虽然仍低，但多半已得到完全代偿，pH 值多处于正常范围。

四、诊断

（一）病史

注意询问有无呼吸活动增强及造成呼吸活动增强的可能原因，注意区分是原发还是继发，其发病是急性还是慢性，急性的发病变化快，机体的代偿来不及充分动员，其变化的特点和规律与慢性发病有很大的差异。

（二）体格检查

通气过度的患者多有明显的呼吸困难，并以急促的呼吸不伴明显发组为特点，呼吸性碱中毒时由于中枢和末梢神经系统应激性增高可引起一系列症状表现，包括头晕、四肢和口周围区域感觉异常、肌肉痉挛和手足抽搐等，可有胸部闷胀或疼痛，此外，还可出现各种室上性及室性心律失常，呼吸性碱中毒可引起脑血流减少，脑血流减少也是神经系统功能异常的原因之一，实验报道 PCO_2 下降 2.6 kPa（20 mmHg）时，脑血流量可减少 35%～40%，神经系统功能的异常主要发生在急性呼吸性碱中毒，而慢性呼吸性碱中毒时很少发生。

（三）实验室检查

血气分析能快速准确地判定血 pH，PCO_2 AB 和 SBBB 和 BE，有助于呼吸性碱中毒的诊断，在严重的呼吸性碱中毒患者可出现血浆磷酸盐明显降低，正常人血浆磷酸盐为 2.5～4.5 mg/dL，严重呼吸性碱中毒患者可减少至 0.5～1.5 mg/dL，这可能是细胞碱中毒使糖原分解增强，葡萄糖 6-磷酸盐和 1, 6-二磷酸果糖等磷酸化合物生成增加，由于磷的消耗致使细胞外液中的磷进入细胞内，此低磷会引起何种后果，目前尚未了解，一般无任何症状也无需特殊治疗，一般急性呼吸性碱中毒的患者，当 PCO_2 降低至 3.33～4.4 kPa（25～30 mmHg）以下时，脑脊液 pH 升高，而慢性呼吸性碱中毒时脑内的 pH 很少升高。

五、治疗

（1）积极防治原发病。

（2）降低患者的通气过度，如精神性通气过度可用镇静剂。

（3）为提高血液 PCO_2 可用纸袋或长筒袋罩住口鼻，以增加呼吸道无效腔，减少 CO_2 的呼出和丧失。也可吸入含 5% CO_2 的氧气，达到对症治疗的作用。

（4）手足搐搦者可静脉适量补给钙剂以增加血浆 Ca^{2+}（缓注 10% 葡萄糖酸钙 10 mL）。

第五节　混合性酸碱平衡紊乱

同一患者有两种或三种单纯型酸碱平衡紊乱同时存在。混合型酸碱平衡紊乱可以有不同的组合形式，通常把两种酸中毒或两种碱中毒合并存在，使 pH 向同一方向移动的情况称为酸碱一致型或相加性酸碱平衡紊乱。如果是一个酸中毒与一种碱中毒合并存在，使 pH 向相反的方向移动时，称为酸碱混合型或相消性酸碱平衡紊乱。

混合型酸碱平衡紊乱可以有不同的组合形式，通常把两种酸中毒或两种碱中毒合并存在，使 pH 向同一方向移动的情况称为酸碱一致型或相加性酸碱平衡紊乱。如果是一个酸中毒与一种碱中毒合并存在，使 pH 向相反的方向移动时，称为酸碱混合型或相消性酸碱平衡紊乱。

一、酸碱一致型呼吸性酸中毒合并代谢性酸中毒（表 2-1）

表 2-1　呼吸性酸中毒合并代谢性酸中毒的原因和特点

原因	表现
呼吸心搏骤停	pH 下降显著
慢性阻塞性肺疾患并发心力衰竭或休克	$PaCO_2$ 升高
糖尿病酮症酸中毒合并肺部感染引起呼吸衰竭	血浆 HCO_3^- 降低，AG 增大，血 K^+ 浓度升高

二、呼吸性碱中毒合并代谢性碱中毒（表 2-2）

表 2-2　呼吸性碱中毒合并代谢性碱中毒的原因和特点

原因	表现
高热合并呕吐	pH 明显升高
肝硬化应用利尿剂治疗	$PaCO_2$ 降低
糖尿病酮症酸中毒合并肺部感染引起呼吸衰竭	血浆 HCO_3^- 升高，血 K^+ 浓度降低

三、酸碱混合型

（一）呼吸性酸中毒合并代谢性碱中毒（表 2-3）

表 2-3　呼吸性酸中毒合并代谢性碱中毒的原因和特点

原因	表现
慢性阻塞性肺疾患应用利尿剂	pH 不变，或略升高、降低
慢性阻塞性肺疾患合并呕吐	$PaCO_2$ 升高
糖尿病酮症酸中毒合并肺部感染引起呼吸衰竭	血浆 HCO_3^- 升高

（二）呼吸性碱中毒合并代谢性酸中毒（表 2-4）

表 2-4　呼吸性碱中毒合并代谢性酸中毒的原因和特点

原因	表现
肾衰竭合并感染	pH 不变，或略升高、降低
肝功能衰竭合并感染	$PaCO_2$ 明显降低
水杨酸中毒	血浆 HCO_3^- 明显降低

（三）代谢性酸中毒合并代谢性碱中毒（表 2-5）

表 2-5　代谢性酸中毒合并代谢性碱中毒的原因和特点

原因	表现
肾衰竭出现频繁呕吐	pH 变化不定
剧烈呕吐伴有严重腹泻	$PaCO_2$ 变化不定，血浆 HCO_3^- 变化不定

但是，在同一患者体内不可能同时发生 CO_2 过多又过少，故呼吸性酸中毒和呼吸性碱中毒不会同时发生。此外，在某些患者还可能发生：①呼吸性酸中毒合并代谢性酸中毒和代谢性碱中毒；②呼吸性碱中毒合并代谢性酸中毒和代谢性碱中毒的三重性酸碱平衡紊乱，使患者的病理生理变化更为复杂。

需要指出的是，无论是单纯性或是混合性酸碱平衡紊乱，都不是一成不变的，随着疾病的发展，治疗措施的影响，原有的酸碱失衡可被纠正，也可能转变或合并其他类型的酸碱平衡紊乱。因此，在诊断和治疗酸碱平衡紊乱时，一定要密切结合患者的病史，观测血 pH、$PaCO_2$ 及 HCO_3^- 的动态变化，综合分析病情，及时做出正确诊断和适当治疗。治疗包括：①积极治疗原发病，保持呼吸道通畅，必要时给以人工辅助通气，使 pH 正常。②对高 AG 性代谢性酸中毒，以纠正缺氧、控制感染和改善循环为主；经机械通气改善肺氧合功能后，代谢性酸中毒亦可减轻或纠正，仅少数患者需补碱性药物。③碱性药物应在保证通气的前提下使用。pH 值明显低下时应立即用碱性药物。

第三章 多器官功能障碍综合征

第一节 病因及发病机制

一、MODS 的病因

引起 MODS 的病因很多，一般可分为感染性因素和非感染性因素两类：

（一）感染性因素

据统计，MODS 病例中约 70% 由感染引起，尤其是严重感染导致的败血症（致病菌主要为大肠杆菌与绿脓杆菌）。在因感染所致的 MODS 病例中，腹腔内感染是造成 MODS 的一个主要原因，据统计，腹腔内有感染的患者手术后 30%~50% 发生 MODS。此外，肺部感染也是 MODS 的常见病因，主要发生在老年患者。

（二）非感染性因素

严重创伤、大面积烧伤、大手术和休克等患者，经过治疗病情平稳 12~36 小时后，有的突然出现呼吸功能不全，继之发生肝、肾功能不全和凝血功能障碍，死于 MODS。此类患者血中往往无细菌和内毒素，尸体解剖未发现感染灶，说明此类患者 MODS 并非由感染引起，可能是上述原因刺激机体产生大量炎症介质，引起全身性炎症反应和组织器官的损伤所致。

在很多情况下，MODS 是多因素诱发的综合征。MODS 的诱发因素有机体抵抗力明显下降、输液过多、吸氧浓度过高、原有器官慢性功能障碍等，它们均可诱发或促进 MODS 的发生。

二、MODS 的发病经过

上述病因作用于机体后，到出现 MODS，再到 MSOF，常有一个发病过程。根据临床发病形式可分为两种类型：

（一）单相速发型

通常由损伤因子如创伤、休克直接引起，又称为原发型。原无器官功能障碍的患者在损伤因子的直接打击下，同时或在短时间内相继出现两个甚至两个以上器官系统的功能障碍，患者迅速出现肺、肾、肝等功能衰竭。病变的进程只有一个时相，即只有一次器官衰竭的高峰，患者在短时间内即可死亡。

（二）双相迟发型

机体常由创伤、休克等原发因子第一次打击后，经过治疗出现相对稳定的缓解期，甚至在休克复苏后，又受到致炎因子的第二次打击发生多器官功能障碍和（或）衰竭。第一次打击可能较轻，也可以恢复；而第二次打击病情较重，常严重失控，死亡率很高。本型患者病情发展呈双相，有两个高峰，又称继发型。

三、MODS 的发病机制

原发型与继发型 MODS 的发病机制不尽相同，前者通常由严重损伤直接引起，后者不完全是由损伤本身引起，其机制尚未完全清楚，目前认为可能与下列多个环节的障碍有关。

（一）失控的全身炎症反应

各种感染性因素或非感染性因素作用于机体后，机体启动代偿防御机制，出现全身炎症反应及代偿性抗炎反应，二者失控，就可导致 MODS 和 MSOF。

1. 全身炎症反应综合征

全身炎症反应综合征（systemic inflammatory response syndrome，SIRS）是因感染或非感染病因作用于机体而致的一种全身性炎症反应临床综合征，其主要的病理生理变化是全身高代谢状态（即静息时全身耗氧量增多、伴心排血量增加等）和多种促炎介质（TNF-α、IL-1、IL-6、PAF 等）作用，炎症反应不断加重，最后对组织器官造成严重损伤。

SIRS 时，机体在有关病因作用下，单核-巨噬细胞系统被激活，释放促炎介质如 TNF-α、IL-1、IL-6、PAF 等进入血液循环，损伤血管内皮细胞，导致血管壁通透性增高、血栓形成和远隔器官的损伤。这些促炎介质又可促使内皮细胞和白细胞激活，产生 TNF-α、IL、PAF 等细胞因子，加重器官损伤。中性粒细胞激活后可黏附于血管壁，并释放氧自由基、溶酶体酶、血栓素和白三烯等血管活性物质，进一步损伤血管壁，形成恶性循环，导致炎症反应失控性放大，从而造成组织器官的严重损伤（图 3-1）。

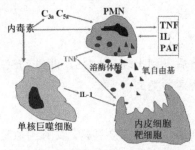

图 3-1　单核-巨噬细胞系统激活并释放促炎介质示意图

SIRS 的主要临床表现：①体温＞38 ℃或＜36 ℃；②心率＞90 次/分；③呼吸＞20 次/分或 $PaCO_2$＜4.3 kPa（32 mmHg）；④白细胞计数＞$12×10^9$/L 或＜$4×10^9$/L，或幼稚粒细胞＞10%。具有临床表现中两项或两项以上者，SIRS 即可成立。

2. 代偿性抗炎反应综合征

代偿性抗炎反应综合征（compensatory anti-inflammatory response syndrome，CARS）是指感染或创伤时，机体产生可引起免疫功能降低和对感染易感性增加的内源性抗炎反应，可在机体的促炎反应（SIRS）发展过程中，释放内源性抗炎介质（如 IL-4、IL-10、转化生长因子等）。若适量，有助于控制炎症；若过量，可抑制免疫功能，产生对感染的易感性，成为在感染或创伤早期出现免疫功能损害的主要原因。

在正常状态下，机体的促炎反应（SIRS）和抗炎反应（CARS）是保持平衡的，当促炎反应大于抗炎反应，表现为 SIRS；反之，当抗炎反应大于促炎反应，则表现为 CARS。这两种情况均是体内炎症反应失控的表现，也是引起 MODS 的发病基础。

（二）肠屏障功能损伤及肠细菌移位

正常情况下肠黏膜及淋巴组织起重要屏障作用，肠腔细菌及内毒素不能透过肠黏膜屏障进入血循环。在各种应激状态（如严重创伤、休克、感染等）下，胃肠黏膜供血不足，屏障功能受损，使大量细菌和内毒素吸收、迁移到血循环与淋巴系统，造成全身多器官功能损害。这种肠道细菌通过肠黏膜屏障入血，经血液循环抵达远隔器官的过程，称细菌移位。临床研究证实，严重创伤、休克时，患者可因肠黏膜屏障损害、细菌移位引起败血症或内毒素血症，最后导致 MODS 形成。

（三）器官微循环障碍与缺血-再灌注损伤

严重创伤、休克或感染等因素可通过不同途径激活交感-肾上腺髓质系统、肾素-血管紧张素系统，使外周血管广泛收缩，导致重要器官微循环血流灌注减少，组织缺血缺氧。进而导致微血管壁损伤，通透性增高，大量组织间液聚集于组织间隙，增大了毛细血管到组织细胞的供氧距离，使氧弥散障碍，降低线粒体氧分压，损害线粒体氧化磷酸化功能，并抑制三羧酸循环，使 ATP 生成减少，妨碍 cAMP 的生成，以致细胞功能障碍。此外，MODS 患者还可因器官微循环灌注障碍，造成细胞摄氧功能障碍，出现氧耗量增加，组织摄氧减少、血乳酸水平升高等缺氧表现，可进一步加重细胞损伤与代谢紊乱。

MODS 也可发生在微循环灌流恢复之后，可能与缺血-再灌注损伤有关。如在严重感染、休克所致的 MODS 中，肠黏膜明显缺血、缺氧，其上皮细胞可生成大量黄嘌呤氧化酶，这种酶可在微循环灌注恢复时，催化氧分子产生大量氧自由基，损伤细胞膜，导致器官功能损害。

第二节　各系统器官的功能、代谢变化

MODS 几乎可以累及体内各个重要的系统和器官，但因不同器官功能和代谢特点不同，其功能和代谢障碍发生时间的先后和严重程度也不同。现将 MODS 时几个重要器官的功能、代谢变化分述如下：

一、肺功能、代谢的变化

在 MODS 发生过程中，肺常常是最先受累且衰竭发生率最高的器官，这是因为：①肺具有两套血管系统，即功能性血管和营养性血管，使其成为血液循环的重要滤器，血液中的有害物质容易滞留在肺内，造成肺损伤；②肺不仅是一个呼吸器官，还是一个重要的代谢器官，体内许多生物活性物质的产生、释放、激活与灭活的代谢过程都在肺内进行。肺还含有丰富的巨噬细胞，可产生大量的炎症介质，引起强烈的炎症反应，造成肺功能障碍甚至衰竭。

MODS 时肺的主要病理变化为：①肺毛细血管内皮细胞受损及中性粒细胞聚集、黏附形成 DIC；②肺毛细血管内皮细胞受损，使其通透性增高，引起肺水肿及透明膜形成；③Ⅱ型肺泡上皮受损，表面活性物质合成减少，引起肺不张。由于肺毛细血管内 DIC、肺水肿、肺不张和透明膜形成，使之在临床上表现为急性呼吸窘迫综合征（acute respiratory distress syndrome，ARDS)，以发绀、进行性低氧血症、呼吸窘迫甚至呼吸衰竭为突出症状。

二、肝功能、代谢的变化

主要表现为黄疸和肝功能不全，多由创伤和全身感染所致。在 MODS 发生过程中，肝功能不全的发生率很高，这是因为：①由肠道移位、吸收入血的细菌、毒素首先作用于肝，直接损伤肝细胞或通过肝 Kupffer 细胞合成并释放 TNF-α、IL-1 等多种炎症介质造成对肝细胞的损害；②创伤、休克和全身感染等都可引起肝血流量减少，使肝的能量代谢发生障碍。由于肝功能代偿能力较强，难以被临床和常规检验及时发现。若 MODS 患者出现严重肝功能障碍，则死亡率极高。

三、肾功能、代谢的变化

MODS 时，肾衰竭的发生率仅次于肺和肝。肾衰竭的发生机制是：①休克、创伤等因素引起血液在体内重新分布，肾血液灌流量减少，造成肾小球缺血，肾小球滤过率降低；继之造成肾小管缺血、坏死。②循环中的一些有毒物质（如药物、肌红蛋白、内毒素等）及中性粒细胞活化后释放氧自由基可损伤肾小管，造成急性肾小管坏死。其临床特点有少尿、无尿、蛋白尿、管型尿、氮质血症、水和电解质及酸碱平衡紊乱、血清肌酐持续高于 177 μmol/L、尿素氮大于 18 mmol/L，严重时需用人工肾维持生命。近年发现非少尿型肾衰竭的发病率增高，其尿量并无明显减少，而尿钠排出明显增多，说明除肾血流量减少外，还有肾小管重吸收功能降低。

非少尿型肾衰竭的原因可能与临床干预有关：①早期使用甘露醇等利尿剂，使部分少尿型肾衰竭转化为非少尿型肾衰竭；②大量应用抗生素，有些抗生素可促发非少尿型肾衰竭；③因重症患者监护条件改善，提高了对非少尿型肾衰竭的检出率。肾功能在决定 MODS 的转归中起关键作用，患者一旦发生急性肾衰竭，预后较差。

四、胃肠道功能、代谢的变化

MODS 时对胃肠道的损害，主要表现为胃黏膜糜烂、应激性溃疡与出血；肠缺血肠道消化吸收功能降低及肠屏障功能障碍等。其中，应激性溃疡在急性创伤、脑外伤和大烧伤中多见。这种溃疡好发于胃近端，常无慢性溃疡的瘢痕反应，可能是胃黏膜自身消化的结果。此外，休克、严重感染时有效循环血量减少，肠黏膜下微循环血液骤减，使肠黏膜变性、坏死，通透性增高，引起细菌转移或毒素入血，加重休克，促发 MODS。近年有人提出缺血的肠可能是 MODS 发源地的观点。

五、心功能的变化

MODS 晚期，由于缺血、缺氧、酸中毒、细菌毒素、炎性介质等因素的综合作用，可使患者心功能严重受损，发生急性心功能不全，心排血量减少，并可突发低血压等症状。

六、凝血系统的变化

临床发现，在 MODS 死亡病例中，多数有 DIC 的证据。表现为血小板计数进行性下降（$<50 \times 10^9$/L），凝血时间、凝血酶原时间和部分凝血活酶时间均延长为正常的 2 倍以上，纤维蛋白原<2 g/L，并有纤维蛋白（原）降解产物（FDP）存在，患者出现 DIC 的临床表现。

七、免疫系统的变化

MODS 早期，免疫系统被激活，患者血浆 C_{4a}、C_{3a} 升高，C_{5a} 先升高后降低。C_{5a} 降低可能与白细胞将其从血浆中清除有关。但在 C_{5a} 降低前，其作用已经开始。C_{3a} 和 C_{5a} 可使微血管壁通透性增高，并能激活白细胞和组织细胞，C_{4a} 生物活性较小。此外，由革兰氏阴性菌感染引起的 MODS，内毒素可形成免疫复合物激活补体，产生一系列血管活性物质。免疫复合物还可沉积在多个器官的微血管壁上，吸引多形核白细胞，释放多种毒素，导致各系统器官的非特异性炎症，使细胞变性、坏死，器官功能障碍。

MODS 晚期，机体免疫系统处于全面抑制状态，中性粒细胞吞噬、杀菌功能降低，外周血淋巴细胞减少，B 细胞分泌抗体能力下降，单核-吞噬细胞功能减弱，以致炎症反应失控，感染易于扩散，病情恶化，最终因 MSOF 而死亡。

八、中枢神经系统的变化

在 MODS 发展过程中，脑组织缺血缺氧，可出现中枢神经系统功能障碍。表现为反应迟钝、定向力和意识出现障碍，以致出现进行性昏迷。

九、新陈代谢改变

MODS 患者的新陈代谢变化特点是高动力循环和高分解代谢。其中高动力循环主要表现为心排血量增高和外周阻力降低。而高分解代谢则表现出全身氧耗量增高，能量消耗增加，三大营养物质分解代谢增强，尿素氮增多，体内负氮平衡，组织摄氧相对减少等。这种代谢的本质是一种防御性应激反应，但可因代谢过度和并存的高动力循环，加重缺氧和心肺负担，加剧能量消耗，促进 MODS 的发生和发展。

上述各系统器官的功能、代谢变化可以相互影响、相互联系，并可形成恶性循环。例如，肺功能障碍可导致肺循环阻力增加，右心负荷增大，引起右心衰竭。此时，PaO_2 急剧降低，全身组织、细胞缺氧和酸中毒，导致 MODS 的发生。又如，肝功能障碍时，肝 Kupffer 细胞吞噬、清除细菌和有毒物质的功能降低，来自肠道的细菌、毒素等可大量滞留于肺，导致 ARDS 的发生。细菌和毒素还可经血液循环到达全身，造成其他系统和器官的功能障碍。

第三节　MODS 诊断标准、病情严重度评分及预后评分系统

一、诊断标准

（一）多器官功能衰竭和多器官功能障碍综合征的诊断标准

1980 年 Fry 提出第一个 MOF 诊断标准。在此之前，循环、呼吸、肾脏和肝脏等器官已经具有单一器官衰竭的判断或诊断标准。应激性上消化道出血被认为是胃肠道功能衰竭。然而，血液、代谢和神经系统的衰竭或功能紊乱就缺乏明确的诊断方法。DIC 显然是血液系统的功能紊乱，DIC 诊断中除了出血等临床表现外，还需有血浆纤维蛋白降解产物水平升高。但血浆纤维蛋白降解产物浓度升高

缺乏特异性，严重创伤或手术患者也可升高，使血液系统功能衰竭的诊断缺乏客观性。代谢紊乱是危重病患者应激打击的结果，如果能够对代谢过程进行复杂的监测，则所有危重病患者可能都存在所谓的"代谢障碍"，对代谢障碍的诊断缺乏可行性。神经系统功能障碍在危重病患者中也很常见，但准确定量评价非常困难。另外，严重感染导致内脏器官严重损害时，往往血压和心排出量是正常或偏高的，直到出现休克或临终期，心血管系统才表现出功能衰竭。因此，Fry 在提出多器官功能衰竭诊断标准时，仅包含了呼吸、肝脏、肾脏和胃肠道系统（表 3-1）。

表 3-1　多器官功能衰竭诊断标准（Fry，1980）

衰竭器官	诊断标准
呼吸功能衰竭	在创伤或手术后，为纠正低氧血症需要机械通气 5 天以上
肾衰竭	血肌酐>2 mg/dL，或原有肾疾病者，血肌酐浓度升高 1 倍上
肝功能衰竭	血胆红素>2 mg/dL，并伴有转氨酶较正常值升高 1 倍
胃肠功能衰竭	上消化道出血，24 小时需输血 400 mL 以上

该诊断标准中，呼吸衰竭采用了 Fulton 的提法。即在创伤或手术后，为纠正低氧血症需要机械通气 5 天以上。许多患者在创伤、手术或复苏后，往往会出现低氧血症，需要机械通气给予支持。尽管第 1 天低氧血症最严重，但第 2～3 天逐步进入恢复期，短期机械通气后即可脱机。因此，选择机械通气不短于 5 天作为呼吸衰竭的诊断标准，以排除早期一过性低氧血症。

同时符合血胆红素>2 mg/dL 和转氨酶较正常值升高 1 倍，作为肝脏功能衰竭的诊断标准，可排除假性的肝脏功能衰竭。即使肝脏未受损害，严重创伤患者非肝脏源性的转氨酶释放，也可导致转氨酶升高，而胆红素多不升高。同样，大量输血、腹膜后或盆腔血肿及胆道结石梗阻等常常引起单纯胆红素升高。胆红素和转氨酶同时升高诊断肝脏功能衰竭，可避免误诊。

尽管少尿或无尿是急性肾衰竭最突出表现，肾脏功能衰竭采用了血肌酐>2 mg/dL 或原有肾脏疾病者，血肌酐浓度升高 1 倍以上为诊断标准，而未包含尿量的指标。一方面，部分急性肾衰竭患者为非少尿型，以少尿来诊断急性肾衰竭显然会漏诊；另一方面，当急性肾衰竭患者发生少尿时，血肌酐可能高达 5～8 mg/dL，如以少尿为诊断标准，则会延误诊断，不利于急性肾衰竭早期治疗。

以上消化道出血为特征的胃肠道功能衰竭是危重病患者的常见并发症。由于急诊床边消化内镜在 ICU 未普遍开展，只能以 24 小时需输血 400 mL 以上作为上消化道出血的间接诊断。如能够实施床边紧急消化内镜检查，则有助于明确诊断。

尽管 Fry 的 MOF 诊断标准是目前被公认的、应用最普遍的诊断标准，仍然存在很多问题。①该标准未包括神经系统、循环系统、血液系统等常见的器官；②以终末期的功能衰竭为诊断标准，不利于早期诊断和治疗；③难以反映 MOF 动态连续变化的病理生理过程；④呼吸功能衰竭的诊断过于严格，容易漏诊。

针对 Fry 诊断标准存在的问题，于 1997 年提出了修正的 Fry-MODS 诊断标准（表 3-2）。该标准结合国际常用的诊断标准，几乎包括了所有可能累及的器官或系统。当然，该标准未能包括 MODS 的整个病理生理过程，但避免繁琐的程度评分，较为简捷，增加了临床实用性。

（二）APACHE Ⅱ 修正的多器官衰竭诊断标准

1985 年 Knaus 在急性生理和既往健康评分（APCHE）Ⅱ 的基础上，提出了多器官衰竭的诊断标准。该标准在诊断依据的选择上，过多采用了各器官的简单生理特征，使诊断标准的准确性降低，如以尿量作为肾衰竭的诊断指标、心率＜54 次/分作为循环系统衰竭的诊断指标，往往导致误诊。目前，该标准较少被采用。

表 3-2　多器官功能障碍综合征诊断标准

系统或器官	诊断标准
循环系统	收缩压低于 90 mmHg（1 mmHg＝0.133 kPa），并持续 1 小时以上，或需要药物支持才能使循环稳定
呼吸系统	急性起病，动脉血氧分压/吸入氧浓度（PaO_2/FiO_2）≤200 mmHg（无论有否应用 PEEP），X 线正位胸片见双侧肺浸润，肺动脉嵌顿压≤18 mmHg 或无左房压力升高的证据
肾脏	血肌酐＞2 mg/dL 伴有少尿或多尿，或需要血液净化治疗
肝脏	血胆红素＞2 mg/dL，并伴有转氨酶升高，大于正常值 2 倍以上，或已出现肝昏迷
胃肠	上消化道出血，24 小时出血量超过 400 mL，或胃肠蠕动消失不能耐受食物，或出现消化道坏死或穿孔
血液	血小板＜50×10⁹/L 或降低 25%，或出现 DIC
代谢	不能为机体提供所需的能量，糖耐量降低，需要用胰岛素；或出现骨骼肌萎缩无力等表现
中枢神经系统	格拉斯哥昏迷评分＜7 分

（三）反映 MODS 病理生理过程的疾病特异性诊断标准

对 MODS 病理生理过程认识的进步，也体现在 MODS 的诊断标准方面。计分法诊断标准是定量、动态评价 MODS 病理生理过程的较理想手段。但简捷准确是计分法标准是否实用的关键。1995 年 Marshall 和 Sib-Lald 提出的计分法 MODS 诊断评估系统值得推广。通过每日作 MODS 评分，可对 MODS 的严重程度及动态变化进行客观地评估。

Marshall 提出的 MODS 计分法评估系统中，MODS 分数与病死率呈显著正相关，对临床 MODS 的预后判断具有指导作用。不同疾病导致的 MODS 具有不同特点，建立疾病特异性的 MODS 评分和诊断系统，是 MODS 深入研究的结果。1996 年 Vincent 等提出了全身性感染相关性器官功能衰竭评分（SOFA），它不但体现器官和系统功能衰竭的病理生理过程和程度评价，而且也是对疾病（感染）特异性的 MODS 进行评估。

（四）MODS 诊断标准的片面性

尽管 MODS 的诊断标准已经能够初步的反映器官功能障碍的病理生理过程，但仍然存在片面性。

（1）任何一个 MODS 诊断标准，均难以反映器官功能衰竭的病理生理内涵。机体免疫炎症反应紊乱在 MODS 发生发展中具有关键性作用，但必须通过实验室检查才能够了解免疫功能紊乱的程度，目前还缺乏临床判断指标。对于神经系统功能评估，即使患者格拉斯哥昏迷评分低于 6 分，我们也很难肯定患者存在严重的神经系统功能障碍。对胃肠道功能衰竭的诊断就更显得复杂和难以确定，当肠系膜动脉灌注明显减少导致肠道缺血时，肠黏膜屏障功能受损，肠道细菌和毒素就能够发生移位，可能引起休克和呼吸衰竭。此时，我们仅仅关注患者发生呼吸循环衰竭，而关键性的胃肠道功能衰竭却被忽视。看来，很难给胃肠道功能衰竭确定一个准确的诊断标准。肝脏功能障碍也面临类似的问题，无论是伴黄疸的肝胆功能障碍，还是全身性的内毒素血症，均可导致肝脏枯否细胞激活，炎症反应的暴发，临床上可能首先出现循环衰竭，而肝脏功能及肝脏免疫功能的改变因缺乏临床表现而被遗漏。

（2）目前的 MODS 诊断标准容易使临床医师产生误解，将 MODS 看做是功能障碍功能衰竭器官的简单叠加，而忽视了 MODS 的病理机制以及器官之间互相作用的重要性。强调各个单一器官功能衰竭对危重病患者的病情判断和治疗无疑是很重要的，但 MODS 并不是各个单一器官功能障碍的简单叠加，同样是两个器官衰竭，但器官不同，对 MODS 患者的影响也不同。Knaus 的大规模调查显示循环衰竭合并血液系统衰竭时，MODS 患者的病死率为 20%，而循环衰竭合并神经系统功能衰竭时，病死率可高达 76%。另外，器官简单叠加的 MODS 诊断标准也难以反映某一器官衰竭或损伤后，对机体炎症反应的刺激和放大效应，而正是放大失控的炎症反应导致器官功能损害的恶化或导致 MODS。还需注意的是 MODS 的临床表现和实验室检查结果（如血清胆红素或血肌酐），尽管在一定程度上反映了相关器官和组织功能受损的程度，但这仅仅是 MODS 机体自身性破坏的部分表象而已，难以说明器官功能损害的本质性原因。因此，有必要强调和确立 MODS 的"关联模式"，以反映 MODS 各器官之间的相互作用，从病理生理机制的角度制定合理的 MODS 诊断标准，将有助于深刻了解 MODS 病理生理学变化，更全面、更深入的认识 MODS。

二、MODS 评分系统

就 MODS 来说，经大量临床实验证明明确有效的治疗方法尚不存在，故早期预防，及早识别，判断预后便有更为突出的意义。许多因素与病情严重程度及预后有关。一项包括 80 家医院 25 522 名患者的多中心研究表明，MODS 患者的死亡率与功能不全的器官数目有密切关系。功能受损器官为一个且病程超过 1 天的患者死亡率为 40%，功能受损器官为两个的患者死亡率上升为 60%，功能受损器官为三个或以上的患者死亡率为 98%。由于所用的诊断标准和入选患者严重程度不一样，很多资料显示的死亡率都有很大不同，但死亡率随着衰竭器官增加而上升却是一致的结果。APACHE Ⅲ 的研究表明，同是两个器官功能受损，受损的器官不同，死亡率也不同，肾和心血管功能受损死亡率为 34%；呼吸和肾功能受损死亡率为 49%，心血管和神经功能受损死亡率为 76%。此外，年龄也是影响预后的一个重要因素，随着年龄增长，对致病因素的抵抗力也随之下降。用器官衰竭的数目和病程等来估计患者的预后因其简单方便，在某些情况下有一定的吸引力，但是，MODS 患者病情复杂，涉及多系统器官，用这些指标估计预后及病情，势必造成偏差。故此，人们主张应用更简单规范、系统，更有利于临床使用推广的病情严重度评分及预后评估系统。评分系统大致可分为两类：一是危重病评分系统，也可用于 MODS 患者的病情评估；二是 MODS 评分系统，常见危重病评分系统有急性生理学及慢性健康状况评价（acute physiology and chronic health evaluation，APACHE）评分系统、简化急性生理评分系统（simplified acute physiology score，SAPS）、死亡概率模型评分系统（mortality probability models，MPM）等。

（一）APACHE 评分系统

Knaus 等于 1981 年首次提出 APACHE 原型——APACHE Ⅰ。APACHE Ⅰ由两部分组成：反应急性疾病严重程度的急性生理学评分（APS）和患者病前的慢性健康状况（CPS）评价。使用方法是于患者入 ICU 后到 4 小时内，记录其生理学参数值（均为最差者），每项参数的分值为 0～4 分，各分值之和即为 APS，最低 0 分，最高 128 分。CPS 是指患者入 ICU 前 3～6 月的健康状况，以字母表示：A——健康，无功能障碍；B——导致轻至中度活动受限的慢性疾病；C——症状严重但不限制活动的慢性疾病；D——导致活动严重受限、卧床不起或需住院的疾病。APS 与 CPS 组合在一起即为 APACHE Ⅰ 总分值，其范围为 0～A 至 128～D。APACHE Ⅱ 还提出了计算每一个患者死亡危险性（R）的公式：In（R/1-R）＝－3.517＋（APACHE Ⅱ 得分×0.416）＋0.603＋患者入 ICU 的主要疾病的得分，将每一个患者的 R 值相加，再除以患者总数即可求出群体患者的预计病死率。为了更准确地评定危重患者病情、预计病死率，Knaus 等进行了深入广泛的多中心研究，于 1991 年提出了 APACHE Ⅲ 方案。对神经系统的变化，未采用传统 GCS 法，而是根据患者对疼痛或语言刺激能否睁眼时的语言及运动变化来计分。

(二) SAPS 评分系统

在 1985 年提出的急性生理学评分 (SAPS I) 的基础上，通过对欧洲和北美洲 12 个国家 137 个成人 ICU 连续收治的 13 152 个患者的临床研究，Le Gall 等提出 SAPS II 评分系统。SAPS II 评分系统中生理指标的选择与定量不仅仅是根据临床经验的判断而是依据统计分析得出，而且患者死亡危险性的计算没有加入其他数值的矫正，准确性更高。其次，SAPS II 较 APACHE III 简单，无需动脉和特殊的静脉血标本。每个患者只需 5 分钟就可完成。此系统包括 12 个生理参数、年龄、Glasgow 评分、入 ICU 的原因以及是否合并艾滋病、转移癌、血液系统恶性肿瘤等。

(三) MPM 评分系统

Lemeshow S 等，1981 年首次提出 MPM 评分系统，经 13 个国家 139 家医院的多中心研究，于 1993 年推出第二版。MPM 包括 MPM_0 (入院时) 和 MPM_{24} (入院后 24 小时内) 两个系统。MPM_0 所选出的指标包括年龄、心率等生理指标、慢性疾病状况、急性病诊断共 15 项指标。与 MPM_0 相比，MPM_{24} 所筛选出的指标并不相同。此系统没有给出各个生理参数的分值，而是用统计分析得出的公式 $P = eg(x)/1 + eg(x)$ 计算死亡危险性。各项指标满足上述条件则得分为 1，否则为 0。$g(x)$ 的计算方法为：$g(x) = \beta_0 + \beta_1 X_1 + \cdots + \beta_k X_k$。$\beta$ 为指标的系数，e 为自然对数。与 SAPS 和 APACHE 相比，MPMII 有两大特点：一是包括入院时情况的评分系统，比前两者更适用于在入院后 24 小时内死亡或离开的患者；一是 MPM 所包括的指标更少也更容易获得。

1995 年 Castella 等在 12 个国家内对 14 745 例患者进行了大规模的实验，对这些患者同时进行 APACHE，SAPS，MPM 三个的新旧版本的评分并进行比较，发现：新版本的预测率都优于旧版本。三个系统之间并没有明显的高低中下之分。为了更准确地评价 MODS 患者的病情严重程度，一些学者建立了适用于MODS 患者的评分系统。常见的 MODS 评分系统有简单多系统器官衰竭评分系统 (simple multiple system organ failure scoring system，SM-SOFS)、多器官功能不全综合征评分系统 (Multiple Organ Dysfunction Syndrome Score，MODSS)、器官功能障碍伴或不伴感染评分系统 (organ dysfunction and /or infection，ODIN)。

(四) 简单多系统器官衰竭评分系统 (SMSOFS)

1993 年，Hebert 等根据 154 例感染并发脏器衰竭的患者死亡率与患者衰竭器官的数目呈高度线性相关提出了简单的 MOF 评分系统：呼吸、心血管、肾、肝、胃肠道、凝血系统、神经系统等 7 个系统中存在一个器官系统衰竭得 1 分，不存在得 0 分；根据发生衰竭的数目不同可得 0～7 分；得分越高，死亡率越高；此评分系统应用简单，但由于研究对象中 5～6 个器官同时衰竭的患者较少，故其适用的准确性和普遍性则有些不足。

（五）多脏器功能不全综合征评分系统（MODSS）

Marshall 等，首先根据大量文献和计算得出 6 种最能反应本系统情况的指标：呼吸系统（PaO_2/FiO_2）、肾功能（血肌酐）、肝功能（血胆红素）、心功能（血压校正后的心率，为心率×中心静脉压/平均动脉压）、凝血系统（血小板计数）、神经系统（Glasgow 评分），并按严重程度将这些指标分为 5 个等级，得分分别为：0～4 分，最高可得 24 分。胃肠道因缺乏可连续测定的较为稳定的参数而未进入评分系统。此系统经过复习大量的文献及计算得出，似有较好的准确性。但不足之处是心血管系统的指标需要经过复杂的计算；而在多脏器功能不全综合征的发生发展中占有重要地位的胃肠道却未进入评分，成为其最大的缺憾。

（六）器官功能障碍伴或不伴感染评分系统（ODIN）

Fagon 等根据不同数目和不同种类的衰竭器官所致的死亡率不同而推出的 ODIN 评分，是根据衰竭器官的数目和类型来判断患者的预后：没有器官衰竭的患者死亡率为 2.6%，1 个到 7 个器官衰竭的患者死亡率分别是 9.7%、16.7%、32.3%、64.9%、75.9%、100%。7 个系统中，肝衰竭的患者死亡率最高，为 60.8%；凝血系统、肾功能、心血管、神经、呼吸、感染等系统衰竭的患者死亡率分别为 60.8%、58.1%、54.8%、46.8%、45.8%、45.0%、38.5%、36.5%。综合考虑衰竭器官的数目和类型，患者的死亡率可用一个根据多元回归分析计算得出来公式算出：预计死亡可能性 $P = 1/(1 + e^{-q})$。$q = -3.59 + (1.09 \times R) \quad (1.09 \times C) + (1.18 \times Rn) + (0.86 \times Hm) + (0.57 \times H) + (0.99 \times N) + (0.53 \times IN)$。其中 R、C、Rn、Hm、H、N、IN 分别代表呼吸、心血管、肾、凝血系统、肝、神经系统、感染等 7 个系统。

（七）CIS 评分

Hirasawa 等提出来评价休克患者的细胞损伤情况，后来应用于危重患者和 MODS 患者。该评分仅有三个生化指标，但不是临床上常用的指标，所以难以推广使用。

（八）其他

有学者回顾性收集 200 例 MODS 患者数据，建立 MODS 评分系统和死亡概率预测方程。该评分系统有 17 个指标，每个指标在不同情况下有不同的分值；各指标的分值相加后为总分值，最高为 285 分。该评分系统与 APACHE Ⅲ评分系统相关系数为 0.779 9；患者死亡概率 P 值与实际病情转归相关系数为 0.815 5。

第四节　MODS 的防治原则

MODS 的救治十分困难，应重在预防，即积极防治原发病，如及早清除感染灶、及时扩创引流脓液、彻底清除脓肿与坏死组织，正确使用抗生素，防治败血症。防治休克和缺血-再灌注损伤，及时补足血容量，恢复有效循环血量，改善微循环，并酌情使用细胞保护剂，小分子抗氧化剂及自由基清除剂等。MODS一旦发生，除继续积极治疗原发病外，还应根据其病理生理变化，采用对症治疗和器官支持疗法等综合措施。

一、控制原发病

控制原发疾病是 MODS 治疗的关键，应重视原发疾病的处理。及时改善病理生理状态，当外伤、休克、严重感染等疾病发生时，应尽早脱离重物挤压等创伤环境，早期抗休克、抗感染，早手术，早引流，避免 MODS、MOF 的发生。在 MODS 的初始阶段，机体对治疗的反应尚好，故积极有效的控制 MODS 的病情发展是防治 MOF 的关键。应积极采取一切手段切断 MODS 的恶性循环，不失时机地进行器官功能支持。对于存在严重感染的患者，必须积极引流感染灶和应用有效抗生素。若为创伤患者，则应积极清创，预防感染的发生。当危重病患者出现腹胀、不能进食或无石性胆囊炎时，应采用积极的措施，如导泻、灌肠等，以保持肠道通畅，恢复肠道屏障功能，避免肠源性感染。而对于休克患者，则应争分夺秒地进行休克复苏，尽可能地缩短休克时间，避免引起进一步的器官功能损害。

经验性抗生素治疗原则是：选用覆盖导致脓毒症的常见阳性菌（葡萄球菌、肠球菌、链球菌）和对 G⁻ 肠杆菌有效的抗生素。对疑为肠源性感染者，使用对脆弱类杆菌有效的抗生素，如克林霉素或甲硝唑等，单用泰能几乎覆盖绝大多数致病菌。此外，应重视院内感染，尤其是 ICU 常见的 4 个感染部位：导管相关性感染、呼吸机相关性感染、尿道感染和外科创面感染。避免滥用抗生素，尽早进行细菌培养。经验治疗阶段使用广谱抗生素，一旦得到阳性培养结果，立即更换窄谱特异性抗生素。应充分考虑到致病菌的耐药性，高度重视抗生素的不良反应（如肾毒性、二重感染、药物热、变态反应等）。需强调的一点是，患者的预后主要取决于年龄、感染类型、治疗时机及抗生素治疗是否正确。即使抗生素应用得合理，ICU 患者死亡的决定因素也不是感染本身，而是炎症反应程度。

二、支持疗法

MODS 使患者处于高度应激状态，导致机体出现以高分解代谢为特征的代谢紊乱。机体分解代谢明显高于合成代谢，蛋白质分解、脂肪分解和糖异生明显增加，但糖的利用能力明显降低。Cerra 将之称为自噬现象。严重情况下，机体蛋白质分解代谢较正常增加 40%～50%，而骨骼肌的分解可增加70%～110%，分解产生的氨基酸部分经糖异生作用后供能，部分供肝脏合成急性反应蛋白。器官及组织细胞的功能维护和组织修复有赖于细胞得到适当的营养底物，机体高分解代谢和外源性营养利用障碍，可导致或进一步加重器官功能障碍。因此，在MODS 早期，代谢支持和调理的目标应当是提供减轻营养底物，防止细胞代谢紊乱，支持器官、组织的结构功能，参与调控免疫功能，减少器官功能障碍的产生。而在 MODS 的后期，代谢支持和调理的目标是进一步加速组织修复，促进患者康复。

（一）代谢支持

代谢支持是 Gerra1988 年提出的，指为机体提供适当的营养底物，以维持细胞代谢的需要，而不是供给较多的营养底物以满足机体营养的需要。与营养支持的区别在于，代谢支持既防止因底物供应受限影响器官的代谢和功能，又避免因底物供给量过多而增加器官的负担，影响器官的代谢和功能。其具体实施方法：

（1）非蛋白热卡＜35 kcal/（kg·d）［（146 kJ/kg·d）］，一般为 25～30 kcal/（kg·d），其中 40%～50%的热卡由脂肪提供，以防止糖代谢紊乱，减少二氧化碳生成，降低肺的负荷。

（2）提高氮的供应量［0.25～0.35 g/（kg·d）］，以减少体内蛋白质的分解和供给急性反应蛋白合成的需要。

（3）非蛋白热卡与氮的比例降低到 100 kcal：1g。

尽管代谢支持的应用，对改善 MODS 的代谢紊乱有一定的疗效，但并不能避免或逆转代谢紊乱。

（二）代谢调理

代谢调理是代谢支持的必要补充。由于 MODS 患者处于高分解代谢状态，虽根据代谢支持的要求给予营养，仍不能达到代谢支持的目的，机体继续处于高分解代谢状态，供给的营养底物不能维持机体代谢的需要。因此，1989 年 Shaw提出从降低代谢率或促进蛋白质合成的角度着手，应用药物和生物制剂，以调理机体的代谢，称为代谢调理。

主要方法包括：

（1）应用布洛芬、吲哚美辛（消炎痛）等环氧化酶抑制药，抑制前列腺素合成，降低分解代谢率，减少蛋白质分解。

（2）应用重组人生长激素和生长因子，促进蛋白质合成，改善负氮平衡。

代谢调理的应用明显降低了机体分解代谢率，并改善负氮平衡，但代谢调理也不能从根本上逆转高分解代谢和负氮平衡。

根据对 MODS 患者代谢特点，利用代谢支持和代谢调理对机体继续调控和治疗，可望进一步提高营养代谢支持的疗效，改善 MODS 患者的预后。

三、阻断炎症介质的有害作用

针对机体多种炎症介质释放，炎症反应失控的特点，适当使用炎症介质阻断剂与拮抗剂在理论上有重要意义，但实际使用效果尚未完全肯定。

（一）糖皮质激素

具有明显的抗炎及保护细胞膜的作用，但同时也抑制了机体的免疫机制，降低了机体抗感染的能力，在临床应用上存在争议。近年来发现，应用小剂量糖皮质激素既可抑制 SIRS，又不至于完全抑制免疫系统，获得了较满意的疗效。

（二）非类固醇性抗炎药

吲哚美辛、布洛芬等前列腺素环氧化酶抑制剂能非特异性阻断炎症反应，又不抑制机体的防御反应，有利于提高 MODS 患者的生存率。

（三）其他

内啡肽受体拮抗剂（纳洛酮）、TNF-α 的单克隆抗体等对逆转休克有一定的疗效。对于严重的 MODS 患者可以使用血浆交换法去除体内的毒素和过多的炎症介质。

四、增加对组织的氧供降低氧需

氧代谢障碍是 MODS 的特征之一，纠正组织缺氧是 MODS 重要的治疗目标。改善氧代谢障碍、纠正组织缺氧的主要手段包括增加全身氧输送、降低全身氧需、改善组织细胞利用氧的能力等。

（一）增加氧输送

提高氧输送是目前改善组织缺氧最可行的手段。氧输送是单位时间内心脏泵出的血液所携带的氧量，由心脏泵功能、动脉氧分压/血氧饱和度和血红蛋白浓度决定，因此，提高氧输送也就通过心脏、血液和肺交换功能 3 个方面来实现。

1. 支持动脉氧合

提高动脉氧分压或动脉血氧饱和度是提高全身氧输送的 3 个基本手段之一。氧疗、呼吸机辅助通气和控制通气是支持动脉氧合的常用手段。

至于支持动脉氧合的目标，不同类型的患者有不同的要求。对于非急性呼吸窘迫综合征或急性呼衰患者，支持动脉氧合的目标是将动脉氧分压维持在80 mmHg 以上，或动脉血氧饱和度维持在 94％以上。但对于急性呼吸窘迫综合征和急性呼衰患者，将动脉氧分压维持在 80 mmHg 以上常常是困难的，往往需要提高呼吸机条件、增加呼气末正压水平或提高吸入氧浓度，有可能导致气压伤或引起循环干扰，因此，对于这类患者，支持动脉氧合的目标是将动脉氧分压维持在高于 55~60 mmHg 水平以上，或动脉血氧饱和度高于 90% 以上。之所以将动脉氧分压维持在 55~60 mmHg 以上，与动脉血氧离曲线的 "S" 型特征有关，当动脉氧分压高于 55~60 mmHg 水平时，动脉血氧饱和度达到 90%，进一步提高动脉氧分压，呼吸和循环的代价很大，但动脉血氧饱和度增加却并不明显，氧输送也就不会明显增加。

2. 支持心排出量

增加心排出量也是提高全身氧输送的基本手段。保证适当的前负荷、应用正性肌力药物和降低心脏后负荷是支持心排出量的主要方法。

调整前负荷是支持心排出量首先需要考虑的问题，也是最容易处理的环节。若前负荷不足，则可导致心排出量明显降低；而前负荷过高，又可能导致肺水肿和心脏功能降低。因此，调整心脏前负荷具有重要的临床意义。当然，对于危重病患者，由于血管张力的改变以及毛细血管通透性的明显增加，往往使患者的有效循环血量明显减少，也就是说，前负荷减少更为常见。监测中心静脉压或肺动脉嵌顿压可指导前负荷的调整。液体负荷试验后或利尿后，观察肺动脉嵌顿压与心排出量的关系（心功能曲线）的动态变化，比单纯监测压力的绝对值更有价值。补充血容量可选择晶体液和胶体液，考虑到危重患者毛细血管通透性明显增加，晶体液在血管内的保持时间较短，易转移到组织间隙，应适当提高胶体液的补充比例。

3. 支持血液携氧能力

维持适当的血红蛋白浓度是改善氧输送的重要手段之一。由于血红蛋白是氧气的载体，机体依赖血红蛋白将氧从肺毛细血管携带到组织毛细血管，维持适当的血红蛋白浓度实际上就是支持血液携氧能力。但是，并非血红蛋白浓度越高，就对机体越有利。当血红蛋白浓度过高时，血液黏度明显增加，不但增加心脏负荷，而且影响血液在毛细血管内的流动，最终影响组织氧合。一般认为，血红蛋白浓度的目标水平是 80~100 g/L 或血细胞比容维持在 30%~35% 左右。

(二) 降低氧需

降低氧需在 MODS 治疗中常常被忽视。由于组织缺氧是氧供和氧需失衡的结果，氧需增加也是导致组织缺氧和 MODS 的原因之一，降低氧需对 MODS 的防治具有重要意义。导致危重病患者氧需增加的因素很多，针对不同原因进行治疗，就成为防治 MODS 的重要手段。体温每增加 1℃，机体氧需增加 7%，氧耗可能增加 25%。因此，及时降温，对于发热患者就很必要。可采用解热镇痛药物和物理降温等手段。物理降温时，要特别注意防止患者出现寒战。一旦发生寒战，机体氧需将增加 100%~400%，对机体的危害很大。疼痛和烦躁也是导致机体氧需增加的常见原因。有效的镇痛和镇静，使患者处于较为舒适的安静状态，对防止 MODS 有益。抽搐导致氧需增加也十分明显，及时止痉是必要的。

正常情况下，呼吸肌的氧需占全身氧需的 1%～3%，若患者出现呼吸困难或呼吸窘迫，则呼吸肌的氧耗骤增，呼吸肌的氧需可能增加到占全身氧需的 20%～50%。呼吸氧需的明显增加，势必造成其他器官的缺氧。采取积极措施，如机械通气或提高机械通气条件，改善患者的呼吸困难，能明显降低患者呼吸肌氧需。

（三）改善内脏器官血流灌注

MODS 和休克可导致全身血流分布异常，肠道和肾脏等内脏器官常常处于缺血状态，持续的缺血缺氧，将导致急性肾衰竭和肠道功能衰竭，加重 MODS。改善内脏灌注是 MODS 治疗的重要方向早期液体治疗的目的是维持血液内容量（前负荷）和心排血量，保证重要器官灌注。应防止容量过负荷导致的心源性和（或）非心源性肺水肿，这类患者往往存在低蛋白血症，因此，需要补充胶体液，如血浆或清蛋白。监测中心静脉压和肺毛细血管楔压，以作为液体输入的客观指标。在心室充盈压已达到理想水平而低血压仍持续时，应使用血管活性药物。在传统的血管活性药物应用中，关于药物对内脏器官灌注的影响认识十分模糊，甚至被忽视。我国临床医学中最常应用小剂量多巴胺提升血压，改善肾脏和肠道灌注。但多巴胺扩张肾脏血管和改善肠系膜灌注的作用缺乏实验和理论依据。最近 10 年的研究显示，多巴胺可能加重肾脏和肠道缺血。因此，合理选用改善内脏器官灌注的血管活性药物，制定新的血管活性药物应用指南，显得十分必要。

第四章 休 克

第一节 概 论

休克是各种致病因子作用于机体导致的急性循环衰竭,其特点是微循环的灌流不足导致细胞代谢障碍和细胞损伤而引起的全身性病理过程。一些体液因子包括具有血管活性作用的单胺类物质和调节肽等参与和调节休克的发生和发展过程,炎性细胞因子在休克晚期严重并发症如脓毒症、多器官功能障碍综合征(MODS)的发生中起了重要的介导作用。

一、病因和发病机制

能够造成有效循环血容量急剧减少的因素均可导致休克。常见的病因有失血和失液、创伤、烧伤、感染、过敏、强烈的神经刺激及急性心力衰竭等。

(一)失血和失液

(1)失血大量、快速失血(超过总血量的 20%左右)可引起失血性休克,多见于外伤、胃溃疡出血、食管静脉曲张破裂出血及产后大出血等;失血量超过总血量的 50%可迅速导致死亡。

(2)失液:大量液体的丢失,如剧烈呕吐、腹泻、肠梗阻以及大量出汗等均可引起循环血容量的急剧减少,出现休克。

(二)创伤

严重创伤时,由于大量、快速失血及剧烈疼痛,可导致创伤性休克。

(三)烧伤

大面积或重度烧伤时,由于有大量血浆的丧失,引起休克。烧伤早期的休克与疼痛和低血容量有关,晚期由于创面或全身性感染可发生脓毒症,甚至脓毒性休克。

(四)感染

革兰氏阴性或阳性细菌、立克次体、支原体、病毒和真菌等感染均可引起感染性休克。革兰氏阴性菌产生的内毒素可引起内毒素休克。感染性休克常有脓毒症的表现,又称脓毒性休克。感染性休克按其血流动力学特点又分为低动力型休克（冷休克）和高动力型休克（暖休克）。

（五）过敏

部分个体对某些异体蛋白、生物制剂或药物过敏，导致Ⅰ型变态反应，组织胺和缓激肽大量释放入血，引起容积血管扩张、毛细血管通透性增强，血浆外渗，循环血容量减少，发生过敏性休克。

（六）神经刺激

由于剧烈疼痛、高位脊髓麻醉或损伤引起血管运动中枢抑制，使动脉阻力血管调节功能障碍，血管扩张，外周阻力降低，有效循环血量减少，可导致神经源性休克。

（七）心脏和大血管病变

大面积心肌梗死、急性心肌炎、心包填塞、乳头肌或腱索断裂及严重的心律失常均可引起心排出量急剧减少，有效循环血量和组织灌流量显著降低，发生心源性休克。

二、分类

休克最常用的分类方法是根据病因和休克发生的起始环节来分类，也可以按休克时的不同血流动力学特点来分类。1975 年 Weil 等提出新的休克分类方法概括了临床不同类型的休克。

（一）按病因分类

按病因可将休克分为失血性休克、创伤性休克、烧伤性休克、感染性休克、过敏性休克、心源性休克和神经源性休克。

（二）按休克发生的起始环节分类

由不同原因导致的休克，起始环节不外乎血容量减少、血管床容积增大和心排出量急剧降低，这些环节均可使有效循环血量锐减，组织灌流量减少，细胞损伤，组织器官功能障碍，是休克发生的共同基础。因此，根据起始环节不同，可以将休克分为低血容量性休克、血管源性休克和心源性休克。

（1）低血容量性休克：由于循环血量减少导致静脉回流不足、心排出量减少、血压降低。休克的发生取决于失血量和失血速度。

（2）血管源性休克：由于血管床容量与循环血量分布的失调而导致的休克。如感染性和过敏性休克与血管容积急骤增加有关，神经源性休克与麻醉或强烈疼痛抑制交感缩血管功能有关。

（3）心源性休克：由于急性心脏泵功能衰竭或严重的心律失常引起心排出量急剧降低而发生的休克。

（三）按血流动力学特点分类

根据休克时心排出量与外周阻力的关系可以将休克分为三类。

（1）高排低阻型休克：血流动力学特点是心排出量增加，外周阻力降低，因此血压稍降低，但脉压可增大，皮肤血管扩张或动-静脉吻合支开放，血流增多使皮肤温度升高，又称暖休克或温休克。

（2）低排高阻型休克：心排出量降低，总外周阻力增加，平均动脉压降低可不明显，但脉压明显缩小，皮肤血管收缩，血流减少使皮肤温度降低，故又称为冷休克。

（3）低排低阻型休克：血流动力学特点是心排出量降低，总外周阻力也降低，收缩压、舒张压、平均动脉压均明显降低，实际上是休克失代偿的表现。

（四）Weil 等提出的休克新分类将休克分为四类

这种分类方法几乎概括了临床所有类型的休克，与治疗原则基本一致。

（1）低血容量性休克。

（2）心源性休克。

（3）分布性休克：基本机制同血管源性休克，主要机制为血管舒缩功能异常。

（4）梗阻性休克：此型休克的特点是血流的主要通道受阻，根据梗阻部位的不同可再分为心内梗阻性休克和心外梗阻性休克。

三、病理生理

（一）微循环变化

在典型失血性休克的发生、发展过程中，微循环的变化大致分为 3 期。

1. 微循环缺血性缺氧期（休克Ⅰ期）

休克早期，机体具有代偿能力，以血液重新分布为特征。在此阶段，交感-肾上腺髓质系统兴奋，儿茶酚胺大量释放入血。皮肤、腹腔内脏和肾脏的小血管由丰富的交感缩血管神经纤维支配，在这些血管和神经，α-肾上腺素受体又占优势，当儿茶酚胺增多时，这些脏器的小血管收缩或痉挛，使毛细血管前阻力明显升高，微循环灌流急剧减少；而 β-肾上腺素受体分布占优势的动-静脉吻合支开放，使微循环非营养性血流增加，营养性血流减少，组织处于严重的缺血缺氧状态。同时由于脑血管和冠状血管对儿茶酚胺不敏感，其血流无明显改变。此阶段可通过"自身输血"和"自身输液"的途径增加回心血量，保证了心、脑等重要脏器的血液供给。值得注意的是，微血管的收缩虽然减轻了血压的下降，但却导致组织血液灌流的不足，此时，脉压的减小比血压的下降更具早期诊断意义。

2. 微循环淤血性缺氧期（休克Ⅱ期）

休克持续一定时间后，由于微血管收缩和缺血、缺氧、酸中毒及多种体液因子的影响，微循环血管平滑肌对儿茶酚胺的反应性降低，血管反应性与收缩性下降，血管平滑肌舒张和毛细血管扩张，微循环血液灌流减少，毛细血管中血液淤滞，处于低灌流状态，组织细胞严重淤血性缺氧。血流动力学上表现为：血流缓慢、红细胞易聚集、血管通透性增高、血浆外渗、血液黏度增大、白细胞与内皮细胞黏附性增加。黏附并活化的白细胞通过释放氧自由基和溶酶体酶，进一步引起微循环障碍和组织损伤。在这一阶段，由于"自身输血"和"自身输液"的停止以及微循环状况的恶化，机体由代偿逐渐向失代偿发展，但积极救治仍可逆转病情。

3. 微循环衰竭期（休克Ⅲ期）

休克未受到及时、合理的救治，微循环淤滞加重：微血管平滑肌麻痹，对血管活性药物失去反应，血液进一步浓缩，黏滞度增加，处于高凝状态；血流速度减慢及单核细胞和内皮细胞释放组织因子增加，凝血系统激活，微循环中大量微血栓形成，发生弥散性血管内凝血（DIC）；由于凝血因子耗竭，纤溶系统功能亢进，出现出血倾向。同时，内皮细胞肿胀、微血管外组织间压力升高、血小板聚集与（或）白细胞嵌塞导致毛细血管无复流现象。处于这一阶段的患者，由于微血管反应性低，升压药物不能有效地恢复血压，血压进行性下降，循环衰竭，细胞受损甚至死亡，重要生命器官出现功能障碍或衰竭。

（二）细胞代谢变化

休克发生时，强烈的应激刺激所引发的内分泌反应、组织有效循环血量的减少以及细胞因子的异常合成和释放，使得细胞代谢和机体代谢规律发生明显的改变。休克早期的代谢变化与机体应激时与能量供应需求特点相适应，与内分泌反应所致的儿茶酚胺、皮质醇和胰岛素释放增加有关；休克发生的过程中，由于微循环障碍导致组织细胞缺血、缺氧，使组织细胞代谢水平及状态发生改变，严重时可以直接造成细胞的损伤。而感染性休克发生时，机体表现出特殊的代谢特点：胰岛素抵抗引起高血糖，明显的负氮平衡及蛋白质从骨骼肌向内脏组织转移，这些代谢反应多由细胞因子的失控释放引起，如不及时纠正，可成为患者死亡的重要危险因素。因此，了解休克时机体代谢改变的规律，针对不同阶段代谢变化的特点进行适当的调节，不仅有助于休克的救治，也可以防止严重并发症的出现。

休克时，细胞代谢和机体代谢的改变主要表现在物质代谢障碍，能量代谢障碍以及水、电解质、酸碱平衡紊乱。

1. 物质代谢障碍

休克时，组织微循环障碍导致细胞缺氧，细胞因子异常释放，通过内分泌、旁分泌及自分泌效应，导致三大代谢物质（糖、脂肪和蛋白质）代谢的异常。代谢变化的总趋势是氧耗减少，糖酵解加强，脂肪和蛋白质分解增加、合成减少。

（1）糖代谢障碍：休克早期，强烈的应激原刺激儿茶酚胺类激素、胰高血糖素、糖皮质激素等大量释放，使糖原分解增加，血糖升高；微循环障碍致组织细胞缺氧，糖代谢途径中的有氧代谢受阻，糖酵解途径增强，糖异生途径受抑制，表现为高血糖症。此外，休克时肝脏清除有机酸能力减退、休克晚期出现脓毒症时的有氧酵解也是高乳酸血症的重要机制。

（2）脂类代谢障碍：休克状态下由于应激反应，血中儿茶酚胺增多，可通过增加细胞内 cAMP 含量激活脂肪酶，使甘油三酯分解增加，释放游离脂肪酸增多，成为应激状态下机体获取能量的主要来源。由于微循环的严重障碍，组织低灌流和细胞缺氧，细胞内最早发生的代谢变化是从优先利用脂肪酸供能转向优先利用葡萄糖供能，这时血中游离脂肪酸和酮体增多。血中游离脂肪酸的增加对心肌细胞有毒性作用，可致心律失常。休克对脂类代谢的另一个重要影响是氧自由基生成增加，与膜脂质作用形成脂质过氧化物，造成生物膜功能的损伤。

（3）蛋白质代谢障碍：休克期间蛋白质合成减少，分解代谢增强，表现为血中氨基酸特别是丙氨酸水平升高，伴随有血清尿素氮的增加，机体出现负氮平衡。当具有特殊功能的酶类蛋白被消耗后，机体则不能完成复杂的生理过程，可发生多器官功能障碍综合征。同时，机体处于高度应激状态，呈现出以强烈的体蛋白分解、糖和脂类利用障碍为特征的高分解代谢。这种代谢特点可以使机体迅速陷入负氮平衡和营养不良，导致严重并发症如脓毒症和多器官功能障碍的发生。

2. 能量代谢障碍

休克初期，由于细胞供氧不足，导致 ATP 的合成减少，细胞能量生成不足以致功能障碍。休克后期，线粒体发生肿胀、致密结构和嵴消失等形态学改变，钙盐沉积，最后崩解破坏。线粒体结构损伤后，导致呼吸链与氧化-磷酸化障碍，能量物质进一步减少，致使细胞死亡。因此，由缺氧引起的细胞能量代谢障碍是细胞一切功能障碍的基础。

3. 水、电解质、酸碱平衡紊乱

休克时缺氧和能量代谢障碍造成 ATP 合成减少，细胞膜上的钠泵运转失灵，因而细胞内 Na^+ 增多，细胞外 K^+ 增多，导致细胞水肿和高钾血症。

休克早期由于创伤、出血、感染等刺激引起呼吸加快，通气增多，可出现 $PaCO_2$ 下降和呼吸性碱中毒等变化。这发生在血压下降和血中乳酸升高之前，为早期休克的诊断指标之一。

组织缺氧时的无氧酵解增强使乳酸生成增多，而肝脏和肾脏的功能降低又不能有效地降解和清除这些代谢产物，因此机体出现代谢性酸中毒。酸中毒时 H^+ 和 Ca^{2+} 竞争引起心肌收缩力下降，血管平滑肌对儿茶酚胺的反应性降低，使心排出量和血压不易回升，减少脑血流并影响心功能。酸中毒还可导致和加重高钾血症，促进 DIC 发生，加重休克时微循环紊乱和器官功能障碍，使患者预后不良。休克后期，如发生"休克肺"，可出现呼吸性酸中毒，机体处于混合型酸中毒状态，加重酸碱平衡紊乱。

（三）炎症介质的变化

休克的发生和发展过程中有多种体液因子参与，除了来自神经系统和部分内分泌细胞的血管活性胺类和调节肽类物质外，还有一类主要来自于炎症细胞的炎性因子/介质参与休克的发展及病情恶化。这些细胞因子除了各自的生物学活性外，相互之间具有协同或拮抗的关系，共同构成复杂的调控网络。

（四）神经内分泌变化

休克时由于交感-肾上腺髓质处于兴奋状态，儿茶酚胺分泌增加导致以 α 受体占优势的全身小动脉（心脏和脑血管除外）收缩，外周阻力升高，代偿性维持重要生命器官灌注。

休克早期，促肾上腺皮质激素、促甲状腺素、抗利尿激素分泌增加；休克晚期，可发生肾上腺皮质功能不全。

（五）免疫学变化

失血性或创伤性休克可以导致机体免疫抑制，表现为吞噬细胞的吞噬活动受抑制、淋巴细胞增殖及反应性降低，抗原呈递细胞的功能下降，并且抑制的严重程度与休克的严重程度呈正相关。这种免疫抑制与肾上腺皮质激素释放的增多、循环性炎症介质的作用有关。

（六）内脏器官功能障碍

休克状态下由于有效循环血量的不足，组织和器官的灌注不良及缺氧，可以诱发多个器官功能障碍或损伤，严重时危及生命。

失血性休克早期，机体通过代偿机制，调节血液重新分布，首先保证重要脏器脑和心的血供，而牺牲皮肤和肠道等器官的供血。休克后期，如未及时采取有效的救治措施，可导致脑、心、肺、肝、肾及肠等多器官功能相继出现障碍，严重时器官功能衰竭而发展为"不可逆"性休克。

四、临床表现

休克作为一种急性临床综合征，病因的多样性决定了其临床表现的多样性和复杂性。根据休克的病情演变过程，可分为休克早期（休克代偿期）、休克中期和休克晚期（休克抑制期）。按休克的严重程度，可分为轻度、中度、重度和极重度休克。

（一）休克代偿期

休克早期，各种导致休克的病因及有效循环血量的减少均可导致患者中枢神经系统兴奋性升高、应激性交感神经兴奋，血中儿茶酚胺含量比正常升高几十甚至几百倍。相应的临床表现为：精神紧张、烦躁不安，面色苍白、手足湿冷，脉搏细速、血压可正常或略高、脉压缩小、口渴、尿量减少。这一阶段为休克的可逆性代偿期，及时消除病因，恢复有效循环血量可以阻止病情发展。否则将进入抑制期。

（二）休克抑制期

如果休克的病因不能及时去除，交感-肾上腺髓质系统长时间处于过度兴奋状态，组织持续缺血、缺氧，病情则进入抑制期。临床表现为：神志淡漠，甚至意识模糊或昏迷；皮肤发绀、脉搏无力、心音低钝、血压进行性下降，收缩压低于 10.7 kPa（80 mmHg）、脉压小于 2.7 kPa（20 mmHg）；极度口渴、尿量少于 20 mL/h，甚至无尿。继续发展则全身皮肤、黏膜发绀或出现花斑、四肢厥冷、脉搏细弱甚至触不到、静脉塌陷、血压测不出、少尿或无尿。一旦患者皮肤、黏膜出现淤斑或消化道出血，提示病情已进入 DIC 阶段，可发生出血及重要器官功能衰竭（休克晚期、极重度休克），此时为难治性休克期。

五、实验室和其他检查

（一）血常规

血常规变化的特点有助于休克病因及病情严重程度的判断。失血性休克红细胞计数和血红蛋白可降低；失液性、烧伤性休克时血液浓缩，红细胞计数和血红蛋白浓度升高；感染性休克时，白细胞计数明显增加，部分严重感染患者可降低；发生 DIC 和有出血倾向者，血小板计数减少。

（二）尿常规

休克时尿量减少或无尿，尿液呈酸性，尿比重升高，当发生肾功能受损时，可出现尿蛋白、红细胞和管型，尿比重降低或固定。

（三）血生化指标

血生化指标可反映代谢、脏器功能及凝血系统的改变。休克时血钾、血糖、丙酮酸和乳酸升高；肝功能受损时，转氨酶、乳酸脱氢酶、胆红素和血氨可升高，肾功能不全时血尿素氮和肌酐升高；心肌损伤时，血浆磷酸肌酸激酶及其同工酶升高。发生 DIC 时，凝血酶原时间延长、纤维蛋白原降低、纤维蛋白降解产物增多、血浆鱼精蛋白副凝试验阳性。

（四）血气和血乳酸分析

休克状态下组织缺氧引起代谢性酸中毒，血 pH 和二氧化碳结合力降低。发生急性呼吸窘迫综合征（ARDS）时，血氧分压明显降低、血氧饱和度下降。血乳酸的升高提示组织灌注不足，其程度可作为判断休克严重程度和预后的指标。当静脉血乳酸浓度≥5 mmol/L 即可诊断为乳酸性酸中毒；>8 mmol/L 时，提示预后极差。

（五）病原体检查

对感染性休克患者，需要对相应的体液，包括血、尿、便、创面渗出液、胸腔积液、腹水等进行病原体的分离和培养，并作药物敏感试验，以指导临床用药。对于革兰氏阴性菌感染者，可用鲎试验检测血中内毒素水平。

（六）胃黏膜内 pH（pHi）

pHi 代表了胃黏膜的供血、供氧情况，反映内脏微循环灌注水平，可以判断休克的严重程度及复苏是否有效。

（七）炎症因子水平

休克时尤其是感染性休克，致炎性细胞因子如肿瘤坏死因子（TNF）、白细胞介素（IL）、血小板活化因子（PAF）等的表达均可增多。严重失血性休克时，部分抗炎性细胞因子表达也可增多，从而导致机体免疫功能抑制。

（八）心电图

心肌梗死引起的心源性休克可呈现特征性心电图改变：缺血性 T 波改变、损伤性 ST 段移位、深而宽的 Q 波。低血容量性休克时，由于心肌缺血，既往无心脏病史的患者的心电图可表现为冠状动脉供血不足的图形：ST 段下降、T 波低平或倒置。

六、诊断

诊断休克的主要依据有以下几种。

（1）有休克的病因或诱因。

（2）血压下降，收缩压降低至 12.0 kPa（90 mmHg）以下，一般在 9.3～10.7 kPa（70～80 mmHg）以下；脉压小于 2.7 kPa（20 mmHg）；高血压患者收缩压较原水平下降 30％以上。

（3）交感神经代偿性兴奋的症状：心动过速（＞100 次/分）、脉搏细弱、肢端湿冷。

（4）外周循环不良、器官缺血的表现：皮肤、黏膜苍白色或发绀；常有少尿（尿量＜30 mL/h）或无尿。

（5）中枢神经缺氧导致的精神症状：神志淡漠或烦躁不安，重者可有昏迷。

七、鉴别诊断

休克以低血压为特征，但低血压不一定是休克，只有同时存在微循环和组织灌注不足时，结合其他的症状体征和病因，考虑诊断为休克。不同类型休克的鉴别诊断要依据其特殊的病因和相应的临床征象。

八、并发症

由于脏器缺血、缺氧，可以并发单一或多个脏器功能障碍或衰竭，严重者发生多器官功能障碍综合征/多脏器功能衰竭。休克时，最常见的器官功能障碍如下。

（一）急性肾衰竭

休克早期，肾小动脉收缩致肾小球滤过率降低，产生功能性少尿或无尿，出现氮质血症；随着缺血时间的延长，肾间质水肿，压迫肾血管及淋巴管，加剧肾缺血，形成肾皮质严重缺血呈白色，肾髓质淤血呈暗红色，即"休克肾"。休克晚期发生 DIC 时，由于微血栓的形成，肾血流急剧减少，导致急性肾衰竭，一旦肾小管因缺血发生坏死，则由功能性或可逆性的肾衰竭发展为器质性肾衰竭。

（二）急性呼吸功能衰竭

发生休克时多种因素可使中性粒细胞活化，肺微血管内皮细胞黏附，肺微血管内微血栓形成；同时，活化的白细胞释放氧自由基和弹性蛋白酶，进一步损伤内皮细胞，使毛细血管通透性增加，肺间质水肿；血浆沉着在肺泡腔，形成透明膜；同时损伤 II 型肺泡上皮细胞，使肺泡表面活性物质分泌减少，肺的顺应性降低，肺泡萎陷。这四项病理改变是 ARDS 的特点。由此造成肺泡气体弥散障碍、通气/血流比例失调，进而出现呼吸困难、进行性低氧血症，甚至死亡。

（三）肝功能障碍

休克时有效循环血量的减少使肝脏血流灌注下降，可使肝细胞变性、坏死，解毒功能降低；同时肠源性细菌和毒素经门脉入肝，可激活肝 Kupffer 细胞，分泌 TNF-α、IL-1，释放氧自由基，进一步损伤肝细胞。肝功能受损后可导致全身性代谢紊乱，肝脏合成凝血因子减少，影响凝血功能，是休克晚期 DIC 发生的基础。

（四）心功能障碍

当收缩压降至 5.3 kPa（40 mmHg）以下时，冠状动脉血流量明显减少，心肌缺氧，能量合成障碍；休克时代谢紊乱所致酸中毒、高血钾，以及一氧化氮、TNF-α、心肌抑制因子等多种介质可导致心肌收缩力减弱和心律失常甚至心力衰竭。心电图上可出现心肌缺血的表现，甚至出现类似心肌梗死的图形。

（五）脑功能障碍

当平均动脉压低于 8.0～9.3 kPa（60～70 mmHg）时，由于脑灌注压降低，可出现精神状态的改变：烦躁不安、神志淡漠、嗜睡、昏迷等。

（六）消化道损伤

休克早期，由于交感神经兴奋及应激激素的大量分泌，胃肠黏膜缺血、糜烂，可形成应激性溃疡或急性出血性肠炎。胃肠道是休克所致缺血-再灌注损伤最早受累器官之一，是肠源性细菌和内毒素移位、内源性细胞因子、启动失控炎症反应和诱发多器官功能障碍综合征的重要脏器。

九、治疗原则

休克是一种急危重症，早期、迅速采取有效的抢救措施是救治成功的关键。治疗的关键在于尽早去除病因、尽快恢复有效循环血量、维持机体正常代谢水平、保护重要脏器功能。

（一）一般治疗

1. 体位

患者平卧、将下肢抬高 15°～30°；伴有呼吸困难时，将头、胸部抬高 30°。

2. 快速建立静脉通道

选用大口径静脉穿刺针建立输液通道，必要时建立 2～3 条通路，或行深静脉穿刺、静脉切开。

3. 保持呼吸道通畅

吸氧，流量为 2～4 L/min。必要时，使用呼吸机。

4. 病情监测

治疗中应监测血压、脉搏、中心静脉压、毛细血管楔压、动脉血气分析和尿量，观察神志、皮温及毛细血管充盈状态。

（二）病因学防治

积极处理原发病，去除休克的原始动因（如止血、抗感染、强心、镇痛、抗过敏等）是治疗休克的先决条件。

（三）发病学防治

1. 扩充血容量，恢复组织灌注

及时、快速、有效地补充血容量是治疗休克的关键措施（心源性休克除外）。补液的原则是"先快后慢，先晶后胶，按需补液"。

（1）补液量和速度：补液量和速度要依患者的心、肾功能而定。要考虑到休克发生的时间、严重程度和性质。中心静脉压（CVP）和肺动脉楔压（PCWP）可提供参考。心源性休克及休克伴有肺水肿时，应根据 PCWP 进行补液；心力衰竭的休克患者应在控制心力衰竭后再扩容。判断补液量是否充足的指征：口渴感和烦躁消失、颈静脉充盈、末梢循环良好（指端和口唇红润、皮肤温暖）、血压≥12.0 kPa（90 mmHg）、脉压＞4.0 kPa（30 mmHg）、CVP 为 0.78～1.18 kPa（8～12 cmH_2O）、脉搏有力不快、尿量＞30 mL/h、尿比重＞1.020。

（2）补液种类：晶体和胶体液的比例约为 3：1，可根据休克的类型和病情作相应的调整。

2. 纠正酸中毒

休克时的组织缺血、缺氧引起的乳酸血症可导致酸中毒。酸中毒将影响血管活性药物的作用，削弱心肌收缩力，还可引起高血钾，抑制心功能。因此及时纠正酸中毒有利于休克状态的改善。适时适量的给予碱性药物，同时避免过量，因为碱性环境不利于氧和血红蛋白的解离。

3. 合理使用血管活性药物

血管活性药物分为缩血管药物和扩血管药物，可用来调整血管舒缩状态，改善休克时微循环障碍，促进休克的逆转。但血管活性药物在休克的治疗中既非必须，也非首选，只是在短时间难以迅速补充血容量恢复血压，或血容量补足的情况下血压不能有效回升而影响生命安全的情况下使用。血管活性药物必须在积极治疗原发病、纠正酸中毒、充分扩容的基础上适当选用。血管活性药物使用后的升压目标：原无高血压者，收缩压上升至 12.0～13.3 kPa（90～100 mmHg），平均动脉压 10.7 kPa（80 mmHg）；高血压患者收缩压维持在 13.3～16.0 kPa（100～120 mmHg）。

（1）缩血管药物：常用的缩血管药物包括间羟胺、肾上腺素和去甲肾上腺素。该类药物主要兴奋 β_1 受体对心肌产生正性肌力作用，兴奋外周血管的 α_1 受体使非生命器官（肌肉、内脏和皮肤等）血管收缩，仅增高血液灌注压，不利于微循环的灌注，使用时应考虑适应证：①血压骤降来不及补足血容量时，短时小剂量应用以提高血压，保证心脑供血，争取时间进行后续治疗；②高排低阻型休克适当扩容后仍不能恢复血压；③过敏性休克和神经源性休克治疗的最佳选择。

（2）扩血管药物：常用扩血管药物有酚妥拉明、硝普钠、硝酸甘油和胆碱能受体阻滞剂，莨菪类（阿托品、山莨菪碱、东莨菪碱等）也归于此类。适当应用扩血管药物可以增加组织灌注，减轻心脏后负荷，增加心排出量，改善组织缺氧和细胞代谢障碍。扩血管药物适用于：①低排高阻型休克（冷休克）；②扩容后CVP升至正常，心功能无明显异常，但休克征象无明显好转。使用扩血管药物期间应监测血流动力学指标。尤其需要注意：未补足液体的低血容量性休克和高排低阻型休克应慎用或禁用扩血管药。说明：多巴胺兼具有兴奋 β_1、α 和多巴胺受体的作用，其药理作用和剂量有关，小剂量应用时起强心及扩张内脏血管作用，抗休克时主要应用小剂量。用法详见表 4-1。

表 4-1　休克时常用血管活性药物的用法、适应证及注意事项

药物	用法	适应证	注意事项
多巴胺	<10 μg/（kg·min）	各类型休克，强心为主	
	>15 μg/（kg·min）	升压为主	
多巴酚丁胺	2.5～10 μg/（kg·min）	急性心肌梗死伴有泵衰竭的心源性休克	大剂量可致心律失常和低钾
间羟胺（阿拉明）	10～20 mg 加入 100 mL 液体中静脉点滴	休克时首选缩血管药	根据病情调整给药浓度和速度

药物	用法	适应证	注意事项
去甲肾上腺素	$0.5\sim1.0$ μg/（kg·min）或 $1\sim5$ mg 加入 $250\sim300$ 液体中静脉点滴	低血管阻力性休克	根据血压及病情变化调整用量；注意尿量；避免漏出血管外
异丙肾上腺素	$1\sim2$ mg 加入 5％ 葡萄糖液 250 mL 中静脉点滴	已补足血容量，但心排量仍低、外周阻力高	加快心率，增加心肌耗氧，可引发室性心动过速，慎用
酚妥拉明	$0.1\sim0.5$ mg/kg 加入 100 mL 液体中静脉点滴	作用同异丙肾上腺素，但不增加耗氧和动-静脉分流	常与血管收缩剂合用

对于单独使用缩血管或扩血管药效果不佳者，或者对休克的类型及微循环状况不明时，可先后或同时使用两类药物，既改善微循环又维持血压稳定。使用时，应密切观察，及时调整。

（四）细胞保护剂和炎症介质拮抗剂的应用

糖皮质激素可用于感染性休克、心源性休克、过敏性休克、顽固性休克及休克并发 ARDS 或脑水肿等。其作用机制涵盖面广泛，主要包括：稳定细胞膜和溶酶体膜，降低毛细血管通透性，降低白细胞的黏附性，抑制中性粒细胞和单核细胞的活化，拮抗内毒素，抑制炎症因子，改善微循环，增强心肌收缩力和心排出量，保护肝、肾功能等。主张应用大剂量，一次滴完。

纳洛酮可改善感染性休克、失血性休克、过敏性休克、心源性休克的发病及预后。其主要作用机制为拮抗阿片受体作用，可拮抗 β-内啡肽的作用。恢复交感神经、前列腺素和儿茶酚胺对微循环的调节作用。纳洛酮还具有改善心肌能量代谢、稳定细胞膜、抑制溶酶体酶释放、清除氧自由基和减少心肌抑制因子释放等作用。

乌司他丁是一种胰蛋白酶抑制剂，近年来用于临床上抗休克的辅助治疗，具有稳定溶酶体膜、抑制炎症介质释放、抑制心肌抑制因子产生和抑制细胞凋亡等多种效应。

（五）促炎介质拮抗剂的作用

炎症介质的拮抗剂，通过拮抗 TNF-α、磷脂酶 A_2、前列腺素和白三烯、血小板活化因子和一氧化氮的生成和作用，能改善休克时的微循环状态、炎症反应及细胞损伤，但其确切临床疗效仍有待验证。

（六）防治器官功能障碍与衰竭

休克可引起脏器功能障碍，而脏器功能状况直接影响休克复苏的成败，器官功能障碍/衰竭是休克最严重的并发症。因此，在休克的救治过程中，要针对不同器官的功能障碍程度采取相应的救治措施。如急性心力衰竭时，应控制输液量，并给予强心、利尿药；出现肾衰竭时，要及早利尿和透析；出现呼吸功能障碍时，及时给氧，必要时使用机械通气治疗。

十、预后

休克是一种临床综合征，初期主要造成机体功能性改变，预后与休克的病因、严重程度、救治是否及时关系密切。休克早期，救治正确、及时，则预后良好。否则，可发生 DIC，并出现一个或多个脏器功能障碍或衰竭，严重者可致死亡。

十一、预防

及时、有效地去除病因是预防休克发生的最有效的措施。对于有可能发生休克的急症，要严密观察，尽快作出相应的处置。一旦出现休克早期征象时，应快速采取恢复有效循环血量的措施，辅以血管活性药物，并施予脏器功能保护措施。

第二节　感染中毒性休克

感染中毒性休克是最常见的内科休克类型，任何年龄均可罹患，治疗较为困难。这是由于原发感染可能不易彻底清除，且由其引起的损害累及多个重要器官，致使病情往往极为复杂，给治疗带来一定的困难。

一、发病机制

关于感染性休克的发病机制，20 世纪 60 年代之前学者们认为血管扩张致血压下降是休克发病的主要环节。当时认为，治疗休克最好是用"升压药"，但效果不佳。

1961 年钱潮发现中毒型菌痢休克患者眼底血管痉挛性改变。继而祝寿河创造性地提出微循环疾病的理论，并提出微循环小动脉痉挛是感染性休克的原因。

后反复证明微循环痉挛是休克发生和发展的主要因素。在重度感染时致病因子的作用下，体内儿茶酚胺浓度升高，通过兴奋受体的作用引起微循环痉挛，导致微循环灌注不足，组织缺血、缺氧，并有动-静脉短路形成，加以毛细血管通透性增加，液体渗出，致使微循环内血黏度增加、血流缓慢、血液淤滞，红细胞聚集于微循环内。最后导致回心血量减少，心排血量降低，血压下降。近年国外学者又认为，感染性休克主要是由于某一感染灶的微生物及其代谢产物进入血液循环所致。休克如进一步发展，则周围血管功能障碍连同心肌抑制，可造成 50% 病死率。死亡原因为难治性低血压和（或）多器官功能衰竭。

二、诊断

(一) 病史

患者有局部化脓性感染灶（疖、痈、脓皮症、脓肿等）或胆管、泌尿道、肠道感染史。

(二) 临床表现特点

（1）症状：急性起病，以恶寒或寒战、高热起病，伴急性病容、消化障碍、神经精神症状等。年老体弱者发热可不高。

（2）体征：呼吸急促、脉搏细弱、血压下降甚至测不出等。

(三) 实验室检查特点

外周血白细胞计数高度增多（革兰氏阴性杆菌感染可正常或减少），伴分类中性粒细胞计数增多且核左移，中毒颗粒出现。血、痰、尿、粪、脑脊液、化脓性病灶等检出病原菌。

(四) 诊断要点

（1）临床上有明确的感染灶。

（2）有全身炎症反应综合征（SIRS）的存在。

（3）收缩压低于 12.0 kPa（90 mmHg）或较原基础血压下降的幅度超过 5.3 kPa（40 mmHg）至少 1 小时，或血压需依赖输液或药物维持。

（4）有组织灌注不足的表现，如少尿（＜30 mL/h）超过 1 小时，或有急性神志障碍。

（5）血培养常发现有致病性微生物生长。

三、治疗

(一) 一般治疗

详见本章第一节"概论"。

(二) 补充血容量

如患者无心功能不全，快速输入有效血容量是首要的措施。首批输入 1000 mL，于 1 小时内输完最理想。有作者主张开始时应用 2 条静脉，双管齐下。一条快速输入右旋糖酐 40～500 mL，这是一种胶体液，又有疏通微循环的作用。一条输入平衡盐液 500 mL，继后输注 5％碳酸氢钠 250～300 mL。可用 pH 试纸检测尿液 pH，如 pH 小于 6 示有代谢性酸中毒存在。

首批输液后至休克恢复与稳定，在合理治疗下需 6～10 小时。此时可用 1∶1 的平衡盐液与 10％葡萄糖液输注。普通病例有中度发热时，每日输液 1500 mL（如 5％葡萄糖氯化钠液、10％葡萄糖液、右旋糖酐-40 各 500 mL），另加 5％碳酸氢钠 250～300 mL、钾盐 1 g（酌情应用）、50％葡萄糖液50 mL 作为基数，每日实际剂量可按病情适当调整。如患者有心功能不全或亚临床型心功能不全，则宜作 CVP 测定，甚至 PCWP 测定指导补液，并同时注射速效洋地黄制剂，方策安全。

补液疗程中注意观察和纪录每日（甚至每小时）尿量，定时复测血浆 CO_2 结合力、血清电解质等以指导用药。

（三）血管扩张药的应用

血管扩张药必须在扩容、纠酸的基础上应用。

在休克早期，如患者血压不太低，皮肤尚温暖、无明显苍白（此即高排低阻型或称温暖型休克），静脉滴注低浓度血管收缩药，如间羟胺，往往取得较好疗效。当患者处于明显的微血管痉挛状态时（即低排高阻型或寒冷型休克），则必须应用血管扩张药。

当输液和静脉滴注血管扩张剂，患者血压回升、面色转红、口渴感解除、尿量超过 $30\sim40$ mL/h 时，可认为已达到理想的疗效。

血管扩张药品种很多。应用于感染性休克的血管扩张药有肾上腺能阻滞剂与莨菪类药物两类。前者以酚妥拉明最有代表性，后者以山莨菪碱（654-2）最有代表性，得到国内专家的推荐。

1. 酚妥拉明

制剂为无色透明液体，水溶性好，无臭，味苦，为 α 受体阻滞剂，药理作用以扩张小动脉为主，也能轻度扩张小静脉。近年研究认为，此药对 β 受体也有轻度兴奋作用，可增加心肌收缩力，加强扩血管作用，明显降低心脏后负荷，而不增加心肌耗氧量，并具有一定的抗心律失常作用。但缺点是能增加心率。

此药排泄迅速，给药后 2 分钟起效，维持时间短暂。停药 30 分钟后作用消失，由肾脏排出。

用法：抗感染性休克时酚妥拉明通常采用静脉滴注法给药。以 10 mg 稀释于 5％葡萄糖液100 mL 的比例，开始时用 0.1 mg/min（即 1 mL/min）的速度静脉滴注，逐渐增加剂量，最高可达2 mg/min，同时严密监测血压、心率，调整静脉滴注速度，务求取得满意的疗效。

不良反应：鼻塞、眩晕、虚弱、恶心、呕吐、腹泻、血压下降、心动过速等。需按情况在扩容基础上调整静脉滴注给药速度。肾功能减退者慎用。

2. 山莨菪碱

根据休克时微循环痉挛的理论，救治中毒性休克需用血管扩张药。莨菪类药物是最常用的一族。其中，山莨菪碱近年又特别受到重视，国内临床实践经验屡有介绍，业已成为常用的微循环疏通剂和细胞膜保护剂。

山莨菪碱是胆碱能受体阻滞剂，有报道其抗休克机制是抗介质，如抗乙酰胆碱、儿茶酚胺、5-羟色胺。山莨菪碱又能直接松弛血管痉挛，兴奋中枢神经，抑制腺体分泌，且其散瞳作用较阿托品弱，无蓄积作用，半减期为 40 分钟，毒性低，故为相当适用的血管扩张剂。近年国内还有学者报道，山莨菪碱有清除氧自由基的作用，从而有助于防治再灌注损伤。

山莨菪碱的一般用量，因休克程度不同、并发症不同、病程早晚、个体情况而有差异。早期休克用量小，中、晚期休克用量大。一般由 10～20 mg 静脉注射开始，每隔 5～30 分钟逐渐加大，可达每次 40 mg 左右，直至血压回升、面色潮红、四肢转暖，可减量维持。有学者又提到感染性休克时应用山莨菪碱治疗 6 小时仍未显效，宜联用其他血管活性药物。

山莨菪碱治疗的禁忌证：①过高热（39 ℃以上），但在降温后仍可应用；②烦躁不安或抽搐，用镇静剂控制后仍可应用；③血容量不足，需在补足有效血容量的基础上使用；④青光眼、前列腺肥大。

（四）抗生素的应用

感染中毒性休克是严重的临床情况，必须及时应用足量的有效抗生素治疗，务求一矢中的。抗生素的选择，原则上以细菌培养和药敏试验结果为依据。但在未取得这些检查的阳性结果之前，可根据患者原发感染灶与其临床表现来估计。例如患者有化脓性感染灶如疖、痈、脓皮症、脓肿时，金黄色葡萄球菌（简称"金葡菌"）感染值得首先考虑，特别是曾有挤压疖疮的病史者。又如患者原先有胆管、泌尿道或肠道感染，则革兰氏阴性细菌感染应首先考虑。一旦有了药敏结果，重新调整有效的抗生素。

抗生素的应用必须尽早、足量和足够的疗程，最少用至 7 天，或用至退热后3～5 天才考虑停药，以免死灰复燃，或产生耐药菌株，致抗休克治疗失败。有时需商请外科协助清除感染灶。抗生素治疗如用至 4～5 天仍未显效，需调整或与其他抗生素联合治疗。抗生素疗程长而未见预期疗效或病情再度恶化者，需考虑并发真菌感染。

目前常用于抗感染性休克的抗生素有如下几类：

1. 青霉素类

（1）青霉素：青霉素对大多数革兰氏阳性球菌、杆菌，革兰氏阴性球菌，均有强大的杀菌作用，但对革兰氏阴性杆菌作用弱。目前，青霉素主要大剂量用于敏感的革兰氏阳性球菌感染，在感染性休克时超大剂量静脉滴注。金葡菌感染时应作药敏监测。大剂量青霉素静脉滴注，由于它是钠盐或钾盐，疗程中需定时检测血清钾、钠。感染性休克时最少用至 160～320 mg/d，分次静脉滴注。应用青霉素类抗生素前必须作皮内药敏试验。

（2）半合成青霉素：①苯唑西林（苯唑青霉素、新青霉素Ⅱ）：本品对耐药性金葡菌疗效好。感染性休克时静脉滴注（4～6 g/d）。有医院应用苯唑西林与卡那霉素联合治疗耐药金葡菌败血症，取得佳良疗效。②乙氧萘青霉素（新青霉

95

素Ⅲ）：对耐药性金葡菌疗效好，对肺炎双球菌与溶血性链球菌作用较苯唑西林佳。对革兰氏阴性菌的抗菌力弱。感染性休克时用 4～6 g/d，分次静脉滴注。③氨苄西林：主要用于伤寒、副伤寒、革兰氏阴性杆菌败血症等。感染性休克由革兰氏阴性杆菌引起者，常与卡那霉素（或庆大霉素）联合应用，起增强疗效的作用。成人用量为 3～6 g/d，分次静脉滴注或肌内注射。④羧苄西林：治疗铜绿假单胞菌（又称绿脓杆菌）败血症，成人 10～20 g/d，静脉滴注或静脉注射；或与庆大霉素联合治疗铜绿假单胞菌败血症。

（3）青霉素类与 β 内酰胺酶抑制剂的复合制剂：①阿莫西林-克拉维酸（安美汀）：用于耐药菌引起的上呼吸道、下呼吸道感染，皮肤软组织感染，术后感染和泌尿道感染等。成人每次 1 片（375 mg），每日 3 次；严重感染时每次 2 片，每日 3 次。②氨苄西林-舒巴坦：对大部分革兰氏阳性菌、革兰氏阴性菌及厌氧菌有抗菌作用。成人每日 1.5～12 g，分 3 次静脉注射，或每日 2～4 次，口服。

2. 头孢菌素类

本类抗生素具有抗菌谱广、杀菌力强、对胃酸及 β 内酰胺酶稳定、变态反应少（与青霉素仅有部分交叉过敏现象）等优点。现已应用至第四代产品，各有优点。本类抗生素已广泛用于抗感染性休克的治疗。疗程中需反复监测肾功能。

（1）第一代头孢菌素。本组抗生素特点为：①对革兰氏阳性菌的抗菌力较第二、三代强，故主要用于耐药金葡菌感染，而对革兰氏阴性菌作用差；②对肾脏有一定毒性，且较第二、三代严重。

头孢噻吩（头孢菌素Ⅰ）：严重感染时 2～4 g/d，分次静脉滴注；头孢噻啶（头孢菌素Ⅱ）：成 0.5～1.0 g/次，每日 2～3 次，肌内注射，每日量不超过 4 g；头孢唑啉（头孢菌素Ⅴ）：成人 2～4 g/d，肌内注射或静脉滴注；头孢拉定（头孢菌素Ⅵ）：成人 2～4 g/d，感染性休克时静脉滴注，每日用量不超过 8 g。

（2）第二代头孢菌素。本组抗生素的特点有：①对革兰氏阳性菌作用与第一代相仿或略差，对多数革兰氏阴性菌作用明显增强，常主要用于大肠杆菌属感染，部分对厌氧菌有高效；②肾毒性较小。

头孢孟多：治疗重症感染，成人用至 8～12 g/d，静脉注射或静脉滴注；头孢呋辛：治疗重症感染，成人用 4.5～8 g/d，分次静脉注射或静脉滴注。

（3）第三代头孢菌素。本组抗生素特点有：①对革兰氏阳性菌有相当抗菌作用，但不及第一、二代；②对革兰氏阴性菌包括肠杆菌、铜绿假单胞菌及厌氧菌（如脆弱类杆菌）有较强的作用；③其血浆半减期较长，有一定量渗入脑脊液中；④对肾脏基本无毒性。

目前较常用于重度感染的品种有以下几种。①头孢他啶（头孢噻甲羧肟）：临床用于单种的敏感细菌感染，以及 2 种或 2 种以上的混合细菌感染。成人用量 1.5～6 g/d，分次肌内注射（加 1% 利多卡因 0.5 mL）。重症感染时分次静脉注射或快速静脉滴注。不良反应可有静脉炎或血栓性静脉炎，偶见一过性白细胞减少、中性粒细胞减少、血小板减少。不宜与肾毒性药物联用。慎用于肾功能较差者。②头孢噻肟：对肠杆菌活性甚强，流感嗜血杆菌、淋病奈瑟菌对本品高度敏感。成人 4～6 g/d，分 2 次肌内注射或静脉滴注。③头孢曲松（罗氏芬）：抗菌谱与头孢噻肟相似或稍优。成人 1 g/d，每日 1 次，深部肌内注射或静脉滴注。

3. 氨基糖苷类

本类抗生素对革兰氏阴性菌有强大的抗菌作用，且在碱性环境中作用增强。其中卡那霉素、庆大霉素、妥布霉素、阿米卡星（丁胺卡那霉素）等对各种需氧革兰氏阴性杆菌如大肠杆菌、克雷菌属、肠杆菌属、变形杆菌等具有高度抗菌作用。此外，它对沙门菌、产碱杆菌属、痢疾杆菌等也有抗菌作用。但铜绿假单胞菌只对庆大霉素、阿米卡星、妥布霉素敏感。金葡菌包括耐药菌株对卡那霉素甚敏感。厌氧菌对本类抗生素不敏感。

应用本类抗生素时需注意：①老年人革兰氏阴性菌感染，宜首先应用头孢菌素或广谱青霉素（如氨苄西林）；②休克时肾血流量减少，剂量不要过大，还要注意定期复查肾功能；③尿路感染时应碱化尿液；④与呋塞米（速尿）、依他尼酸（利尿酸）、甘露醇等联用时能增强其耳毒性。

感染性休克时常用的本类抗生素有以下几种。

（1）硫酸庆大霉素：成人 16 万～24 万 U/d，分次肌内注射或静脉滴注。忌与青霉素类混合静脉滴注。本品与半合成青霉素联用可提高抗菌疗效（如对大肠杆菌、肺炎杆菌、铜绿假单胞菌）。

（2）硫酸卡那霉素：成人 1.0～1.5 g/d，分 2～3 次肌内注射或静脉滴注。疗程一般不超过 10～14 天。

（3）硫酸妥布霉素：成人每日 1.5 mg/kg，每 8 小时 1 次，分 3 次肌内注射或静脉注射。总量每日不超过 5 mg/kg。疗程一般不超过 10～14 天。

（4）阿米卡星：目前主要用于治疗对其他氨基糖苷类耐药的尿路、肺部感染，以及铜绿假单胞菌、变形杆菌败血症。成人 1.0～1.5 g/d，分 2～3 次肌内注射。

4. 大环内酯类

红霉素：本品主要用于治疗耐青霉素的金葡菌感染和青霉素过敏者的金葡菌感染。优点是无变态反应，又无肾毒性。但金葡菌对红霉素易产生耐药性，静脉滴注又可引起静脉炎或血栓性静脉炎。故自从头孢菌素问世以来，红霉素已大为减色，目前较少应用。红霉素常规剂量为1.2～2.4 g/d，稀释于 5％葡萄糖液中静脉滴注。

红霉素与庆大霉素联用时，尚未见有变态反应，故对药物有高度变态反应者，罹患病原待查的细菌感染时，联用两者可认为是相当安全的。

5. 万古霉素

仅用于严重革兰氏阳性菌感染。成人每日 1～2 g，分 2～3 次静脉滴注。

6. 抗生素应用的一些问题

抗生素种类虽多，但正如上述，其应用原则应根据培养菌株的药敏性。在未取得药敏试验结果时，一般暂按个人临床经验而选用。临床上，肺部感染、化脓性感染常为革兰氏阳性菌引起，泌尿道、胆管、肠道感染常为革兰氏阴性菌引起，据此有利于抗生素的选择。

感染中毒性休克的主要元凶是细菌性败血症，故必须有的放矢以控制之，表 4-2 可供参考。

表 4-2　各类型败血症的抗生素应用

感染原	首选抗生素	替换的抗生素
金葡菌（敏感株）	青霉素	头孢菌素类
金葡菌（耐青霉素 G 株）	苯唑西林	头孢菌素类、红霉素、利福平
溶血性链球菌	青霉素	头孢菌素类、红霉素
肠球菌	青霉素＋庆大霉素	氨苄西林＋氨基糖苷类
脑膜炎双球菌	青霉素	氯霉素、红霉素
大肠杆菌	庆大霉素或卡那霉素	头孢菌素类、氨苄西林
变形杆菌	庆大霉素或卡那霉素	羧苄西林、氨苄西林
产气杆菌	庆大霉素或卡那霉素	同上
铜绿假单胞菌	庆大霉素或妥布霉素	羧苄西林、阿米卡星

抗生素治疗一般用至热退后 3～5 天，此时剂量可以酌减，可期待满意的疗效。

感染性休克患者由于细菌及其代谢产物的作用，常伴有不同程度的肾功能损害。当肾功能减退时，经肾排出的抗生素半减期延长，致血中浓度增高。故合理应用抗生素（特别是氨基糖苷类）抗感染性休克时，必须定期检测肾功能，并据此以调节或停用这些抗生素。表 4-3 可供参考。

联合应用抗生素有利有弊。其弊端为不良反应增多，较易发生双重感染，且耐药菌株也更为增多，因此只在重症感染时才考虑应用。甚至如耐药金葡菌败血症时，可单独应用第一代头孢菌素。铜绿假单胞菌败血症时可以单独应用羧苄西林。可是，青霉素类、头孢菌素类是繁殖期杀菌药，而氨基糖苷类是静止期杀菌药，两者联用效果增强，故对严重感染时联合应用也是合理的。例如，对耐药金葡菌败血症，常以苯唑西林与卡那霉素联合应用；对严重肠道革兰氏阴性杆菌败血症，也有用氨苄西林与卡那霉素（或庆大霉素）联合应用。此外，对原因未明的重症细菌感染与混合性细菌感染，也常联合应用 2 种抗生素。

表 4-3　一些抗生素半减期及肾功能不全患者用药间隔时间

抗生素	半减期（小时）		用药间隔时间（小时）			
	正常人	严重肾功能不全者	＞80*	50～80*	10～50*	＜10*
青霉素 G	0.65	7～10	6	8	8	12
苯唑西林	0.4	2	4～6	6	6	8
氟氯苯唑西林	0.75	8	6	8	8	12
氨苄西林	1.0	8.5	6	8	12	24
羧苄西林	1.0	15	6	8	12	24
头孢噻吩	0.65	3～18	4～6	6	6	8
头孢唑啉	1.5	5～20	6	8	12	24～48
头孢氨苄	1	30	6	6	8	24～48
庆大霉素	2	60	8	12	18～24	48
卡那霉素	2～3	72～96	8	24	24～72	72～96
阿米卡星	2.3	72～96	8	24	24～72	72～96
多黏菌素	2	24～36	8	24	36～60	60～92
万古霉素	6	216	12	72	240	240
红霉素	2	5～8	6	6	6	6

注：＊指肌酐廓清率（mL/min）

（五）并发症的防治

感染性休克的并发症往往相当危险，且常为死亡的原因，对其必须防治。一般有代谢性酸中毒、ARDS、急性心力衰竭、急性肾衰竭、DIC、多器官衰竭等，请详见有关章节。至于有外科情况者，还应商请外科协助解决。

第三节　过敏性休克

过敏性休克是指某些抗原物质（特异性过敏原）再次进入已经致敏的机体后，迅速发生的以急性循环衰竭为主的全身性免疫反应。过敏性休克是过敏性疾病中最严重的状况。

一、病因和发病机制

引起过敏性休克的抗原物质主要有以下几类。

（一）药物

主要涉及抗生素（如青霉素及其半合成制品）、麻醉药、解热镇痛消炎药、诊断性试剂（如磺化性 X 线造影剂）等。

（二）生物制品

异体蛋白，包括激素、酶、血液制品如清蛋白、丙种球蛋白等、异种血清、疫苗等。

（三）食物

某些异体蛋白含量高的食物，如蛋清、牛奶、虾、蟹等。

（四）其他

昆虫蜇咬、毒蛇咬伤、天然橡胶、乳胶等。

过敏性休克的发生是由于机体对于再次进入的抗原免疫反应过强所致，其发病的轻重缓急与抗原物质的进入量、进入途径及机体免疫反应能力有关。

二、病理生理

抗原初次进入机体时，刺激 B 淋巴细胞产生 IgE 抗体，结合于肥大细胞和嗜碱性粒细胞表面（致敏细胞）；当抗原再次进入机体时，迅速与体内已经存在于致敏细胞上的 IgE 结合并激活受体，使致敏细胞快速释放大量组织胺、5-羟色胺、激肽与缓激肽、白三烯、血小板活化因子等生物活性物质，导致全身毛细血管扩张、通透性增加，多器官充血水肿；同时，由于液体的大量渗出使有效循环血量急剧减少，回心血量减少导致心排量下降，血压骤降，迅速进入休克状态。

三、临床表现

大多数患者在接触过敏源后 30 分钟内，甚至几十秒内突然发病，可在极短时间内进入休克状态。表现为大汗、心悸、面色苍白、四肢湿冷、血压下降、脉细速等循环衰竭症状。多数患者在休克之前或同时出现一些过敏相关症状，如荨麻疹、红斑或瘙痒；眼痒、喷嚏、鼻涕、声嘶等黏膜水肿症状；刺激性咳嗽、喉头水肿、哮喘和呼吸窘迫等呼吸道症状；恶心、呕吐、腹痛、腹泻等消化道症状；烦躁不安、头晕、抽搐等神经系统症状。严重者可死于呼吸、循环衰竭。

四、诊断

有过敏史和过敏原接触史；休克前或同时有过敏的特有表现；有休克的表现。当患者在做过敏试验、用药或注射生物制剂时突然出现过敏和休克表现时，应立即想到过敏性休克的发生。

五、治疗

一旦出现过敏性休克，应立即就地抢救。患者平卧、立即吸氧、建立静脉通路。

（一）立即脱离过敏原

停用或清除可疑引起变态反应的物质。结扎或封闭虫蜇或蛇咬部位以上的肢体，减少过敏毒素的吸收，应注意 15 分钟放松一次，以免组织坏死。

（二）应用肾上腺素

肾上腺素是抢救的首选用药。立即皮下或肌内注射 0.1％肾上腺素 0.5～1 mL，如果效果不满意，可间隔 5～10 分钟重复注射 0.2～0.3 mL。严重者可将肾上腺素稀释于 5％葡萄糖液中静脉注射。

（三）糖皮质激素的应用

常在应用肾上腺素后静脉注射地塞米松，随后酌情静脉点滴，休克纠正后可停用。

（四）保持呼吸道通畅

喉头水肿者，如应用肾上腺素后不缓解，可行气管切开；支气管痉挛者，可用氨茶碱稀释后静脉点滴或缓慢静脉注射。

（五）补充血容量

迅速静脉点滴低分子右旋糖酐或晶体液（林格液或生理盐水），随后酌情调整。注意输液速度，有肺水肿者，补液速度应减慢。

（六）血管活性药的使用

上述处理后血压仍较低者，可给予去甲肾上腺素、间羟胺、多巴胺等缩血管药，以维持血压。

（七）抗过敏药及钙剂的补充

常用异丙嗪或氯苯那敏肌内注射，10％葡萄糖酸钙 10～20 mL 稀释后静脉注射。

六、预后

由于发病突然，如抢救不及时，病情可迅速进展，最终可导致呼吸和循环衰竭而致死、危及生命。如得到及时救治，则预后良好。

第四节　低血容量性休克

低血容量性休克是指各种原因引起的急性循环容量丢失，从而导致有效循环血量与心排血量减少、组织灌注不足、细胞代谢紊乱和功能受损的病理生理过程。临床上创伤失血仍是发生低血容量休克最为常见的原因，而与低血容量性休克相关的内科系统疾病则以上消化道出血（如消化性溃疡、肝硬化、胃炎、急性胃黏膜病变、胆管出血、胃肠道肿瘤）、大咯血（如支气管扩张、结核、肺癌、心脏病）和凝血机制障碍（血友病等）较为多见，过去常称为失（出）血性休克。呕吐、腹泻、脱水、利尿等原因也可引起循环容量在短时间内大量丢失，从而导致低血容量性休克的发生。

低血容量休克的主要病理生理改变是有效循环血容量急剧减少、组织低灌注、无氧代谢增加、乳酸性酸中毒、再灌注损伤，以及内毒素易位，最终导致多器官功能障碍综合征（MODS）。低血容量休克的最终结局自始至终与组织灌注相关，因此，提高其救治成功率的关键在于尽早去除休克病因的同时，尽快恢复有效的组织灌注，以改善组织细胞的氧供，重建氧的供需平衡和恢复正常的细胞功能。

一、诊断

（一）临床表现特点

（1）有原发病的相应病史和体征。

（2）有出血征象。根据不同病因可表现为咯血、呕血或便血等。一般而言，呼吸系统疾病如支气管扩张、空洞型肺结核、肺癌等，多表现为咯血，同时可伴有咳嗽、气促、呼吸困难、发绀等征象。此外，心脏病也是咯血常见原因之一，可由左侧心力衰竭所致肺水肿引起，也可由肺静脉、肺动脉破裂出血所致，临床上以二尖瓣病变狭窄和（或）关闭不全、原发性和继发性肺动脉高压、肺动脉栓塞和左侧心力衰竭多见。上消化道出血可表现为呕血和（或）黑便，大量出血时大便也可呈暗红色，而下消化道出血多表现为便血。

（3）有休克征象和急性贫血的临床表现，且与出血量成正比。一般而言，成人短期内失血达750～1000 mL时，可出现面色苍白、口干、烦躁、出汗，心率约100次/分，收缩压降至10.7～12.0 kPa（80～90 mmHg）；失血量达1500 mL左右时，则上述症状加剧，表情淡漠、四肢厥冷，收缩压降至8.0～9.3 kPa（60～70 mmHg），脉压差明显缩小，心率100～120次/分，尿量明显减少；失血量达1500～2000 mL时，则面色灰白、发绀、呼吸急促、四肢冰冷、表情极度淡漠，收缩压降至5.3～8.0 kPa（40～60 mmHg），心率超过120次/分，脉细弱无力；失血量超过2000 mL，收缩压降至5.3 kPa（40 mmHg）以下或测不到，脉搏微弱或不能扪及，意识不清或昏迷，无尿。此外，休克的严重程度不仅同出血量多少有密切关系，且与出血速度有关。在同等量出血的情况下，出血速度越快，则休克越严重。2007年中华医学会重症医学分会有关《低血容量休克复苏指南》中，以失血性休克为例估计血容量的丢失，根据失血量等指标将失血分成四级（表4-4）。

表 4-4　失血的分级

分级	失血量（mL）	失血量占血容量比例（%）	心率（次/分）	血压	呼吸频率（次/分）	尿量（mL/h）	神经系统症状
Ⅰ	<750	<15	≤100	正常	14～20	>30	轻度焦虑
Ⅱ	750～1500	15～30	>100	下降	>20～30	>20～30	中度焦虑
Ⅲ	>1 5000～2000	>30～40	>120	下降	>30～40	5～20	萎靡
Ⅳ	>2000	>40	>140	下降	>40	无尿	昏睡

注：成人平均血容量约占体重的 7%（或 70 mL/kg），上表按体重 70 kg 估计

（二）实验室和其他辅助检查特点

（1）血红细胞、血红蛋白和血细胞比容短期内急剧降低。但必须指出，出血早期（10 小时内）由于血管及脾脏代偿性收缩，组织间液尚未进入循环以扩张血容量，可造成血细胞比容和血红蛋白无明显变化的假象，在分析血常规时必须加以考虑。

（2）对于一开始就陷入休克状态，还未发生呕血及黑便的消化道出血者，此时应插管抽取胃液及进行直肠指检，有可能发现尚未排出的血液。

（3）某些内出血患者如宫外孕、内脏破裂等可无明显血液排出（流出）体外迹象，血液可淤积在体腔内，对这一类患者除详细询问病史、体检外，必要时应作体腔穿刺，以明确诊断。

（4）根据出血部位和来源，待病情稳定后可作相应检查，以明确病因和诊断。如咯血患者视病情可作胸部 X 线检查、支气管镜检、支气管造影等；心源性咯血可作超声心动图、多普勒血流显像、X 线和心电图等检查；消化道出血者可作胃肠钡餐检查、胃镜、结肠镜、血管造影等检查；肝胆疾病可作肝功能和胆管镜检查，以及腹部二维超声检查，必要时作计算机 X 线断层摄影（CT）或磁共振成像检查；疑为血液病患者可作出凝血机制等有关检查。

（三）低血容量性休克的监测和临床意义

《低血容量休克复苏指南》指出，以往主要依据病史、症状、体征，如精神状态改变、皮肤湿冷、收缩压下降或脉压差减小、尿量减少、心率增快、中心静脉压降低等指标来诊断低血容量性休克，但这些传统的诊断标准有其局限性。近年发现，氧代谢与组织灌注指标对低血容量休克早期诊断有更重要的参考价值。有研究证实血乳酸和碱缺失在低血容量休克的监测和预后判断中具有重要意义。

1. 一般监测

其包括皮温与色泽、心率、血压、尿量和精神状态等监测指标。这些指标虽然不是低血容量休克的特异性监测指标，但仍是目前临床工作中用来观察休克程度和治疗效果的常用指标。

（1）低体温有害，可引起心肌功能障碍和心律失常，当中心体温<34 ℃时，可导致严重的凝血功能障碍。

（2）心率加快通常是休克的早期诊断指标之一，但心率不是判断失血量多少的可靠指标，比如年轻患者就可以通过血管收缩来代偿中等量的失血，仅表现为轻度心率增快。

（3）至于血压，将平均动脉压（MAP）维持在 8.0～10.7 kPa（60～80 mmHg）是比较恰当的。

（4）尿量间接反映循环状态，是反映肾灌注较好的指标，当尿量<0.5 mL/（kg·h）时，应继续进行液体复苏。临床工作中还应注意到患者出现休克而无少尿的情况，例如高血糖和造影剂等有渗透活性的物质可以造成渗透性利尿。

2.其他常用临床指标的监测

（1）动态观察红细胞计数、血红蛋白（Hb）及血细胞比容的数值变化，可了解血液有无浓缩或稀释，对低血容量休克的诊断、判断是否存在继续失血有参考价值。有研究表明，血细胞比容在 4 小时内下降 10％提示有活动性出血。

（2）动态监测电解质和肾脏功能，对了解病情变化和指导治疗十分重要。

（3）在休克早期即进行凝血功能的监测，对选择适当的容量及液体种类有重要的临床意义。常规凝血功能监测包括血小板计数、凝血酶原时间（PT）、活化部分凝血活酶时间（APTT）、国际标准化比值（INR）和 D-二聚体等。

3.动脉血压监测

临床上无创动脉血压（NIBP）监测比较容易实施。对于有低血压状态和休克的患者，有条件的单位可以动脉置管和静脉置入漂浮导管，实行有创动脉血压（IBP）、中心静脉压（CVP）和肺毛细血管楔压（PAWP）、每搏量（SV）和心排血量（CO）的监测。这样可以综合评估，调整液体用量，并根据监测结果必要时使用增强心肌收缩力的药物或利尿剂。

4.氧代谢监测

休克的氧代谢障碍概念是对休克认识的重大进展，氧代谢的监测进展改变了对休克的评估方式，同时使休克的治疗由以往狭义的血流动力学指标调整转向氧代谢状态的调控。传统临床监测指标往往不能对组织氧合的改变具有敏感反应。此外，经过治疗干预后的心率、血压等临床指标的变化也可在组织灌注与氧合未改善前趋于稳定。

（1）指脉氧饱和度（SpO_2）：主要反映氧合状态，在一定程度上反映组织灌注状态。需要注意的是，低血压、四肢远端灌注不足、氧输送能力下降或者给予血管活性药物等情况均可影响 SpO_2 的准确性。

（2）动脉血气分析：对及时纠正酸碱平衡，调节呼吸机参数有重要意义。碱缺失间接反映血乳酸水平，两指标结合分析是判断休克时组织灌注状态较好的方法。

（3）动脉血乳酸监测：是反映组织缺氧的高度敏感的指标之一，该指标增高常较其他休克征象先出现。持续动态的动脉血乳酸以及乳酸清除率监测对休克的早期诊断、判定组织缺氧情况、指导液体复苏及预后评估具有重要意义。肝功能不全时则不能充分反映组织的氧合状态。

（4）其他：每搏量（SV）、心排血量（CO）、氧输送（DO_2）、氧消耗（VO_2）、胃黏膜内 pH 和胃黏膜 CO_2 张力（$PgCO_2$）、混合静脉血氧饱和度（SVO_2）等指标在休克复苏中也具有一定程度的临床意义，不过仍需要进一步的循证医学证据支持。

二、治疗

（一）止血

按照不同病因，采取不同止血方法，必要时紧急手术治疗，以期达到有效止血之目的。

（1）对肺源性大咯血者可用垂体后叶素 5～10 U，加入 5％葡萄糖液 20～40 mL中静脉注射；或10～20 U，加入 5％葡萄糖液 500 mL 中静脉滴注。也可采用纤维支气管镜局部注药、局部气囊导管止血以及激光-纤维支气管镜止血。对于未能明确咯血原因和部位的患者，必要时做选择性支气管动脉造影，然后向病变血管内注入可吸收的明胶海绵作栓塞治疗。反复大咯血经内科治疗无效，在确诊和确定病变位置后，可施行肺叶或肺段切除术。

（2）心源性大咯血一般不宜使用垂体后叶素，可应用血管扩张剂治疗，通过降低肺循环压力，减轻心脏前、后负荷，以达到有效控制出血之目的。

对于二尖瓣狭窄或左侧心力衰竭引起的肺静脉高压所致咯血，宜首选静脉扩张剂，如硝酸甘油或硝酸异山梨醇的注射制剂；因肺动脉高压所致咯血，则可应用动脉扩张剂和钙通道阻滞剂，如肼屈嗪25～50 mg、卡托普利 25～50 mg、硝苯地平 10～15 mg，均每日 3 次。也可试用西地那非 25～100 mg，每日 3 次；若肺动静脉压力均升高时可联用动静脉扩张剂，如硝酸甘油 10～25 mg，加于 5％葡萄糖液500 mL中缓慢静脉滴注；加用肼屈嗪或卡托普利，甚至静脉滴注硝普钠；对于血管扩张剂不能耐受或有不良反应者，可用普鲁卡因 50 mg，加于 5％葡萄糖液 40 mL 中缓慢静脉注射，亦具有扩张血管和降低肺循环压力的作用，从而达到控制咯血之目的；急性左侧心力衰竭所致咯血尚需按心力衰竭治疗，如应用吗啡、洋地黄、利尿剂及四肢轮流结扎止血带以减少回心血量等。

（3）对于肺栓塞所致咯血，治疗针对肺栓塞，主要采用以下治疗。①抗凝治疗：普通肝素首剂5000 U静脉注射，随后第 1 个 24 小时之内持续滴注30 000 U，或者按 80 U/kg 静脉注射后继以 18 U/（kg·h）维持，以迅速达到和维持合适的 APTT 为宜，根据 APTT 调整剂量，保持 APTT 不超过正常参考值 2 倍为宜。也可使用低分子肝素，此种情形下无须监测出凝血指标。肝素或低分子肝素通常用药 5 天即可。其他的抗凝剂还包括华法林等，需要作 INR 监测。肝素不能与链激酶（SK）或尿激酶（UK）同时滴注，重组组织型纤溶酶原激动剂（rt-PA）则可以与肝素同时滴注。②溶栓治疗：SK 负荷量 250 000 U 静脉注射，继以 100 000 U/h 静脉滴注 24 小时；或者 UK，负荷量 4400 U/kg 静脉注射，继以 2200 U/kg 静脉滴注 12 小时；或者 rt-PA 100 mg，静脉滴注 2 小时。国内"急性肺栓塞尿激酶溶栓、栓复欣抗凝多中心临床试验"规定的溶栓方案中 UK 剂量是 20 000 U/kg，外周静脉滴注 2 小时。

（4）上消化道出血的处理如下。①消化性溃疡及急性胃黏膜病变所致的上消化道出血可用西咪替丁（甲氰咪胍）600～1200 mg，加入 5％葡萄糖液 500 mL 中静脉滴注；或雷尼替丁 50 mg 或法莫替丁 20～40 mg，加于 5％葡萄糖液 20～40 mL 中静脉注射；或奥美拉唑 40 mg 稀释后静脉滴注，滴注时间不得少于 20 分钟，每日 1～2 次。必要时可在内镜下直接向病灶喷洒止血药物（如孟氏溶液、去甲肾上腺素）、高频电电凝止血、激光光凝止血或注射硬化剂（5％鱼肝油酸钠、5％乙醇胺油酸酯、1％乙氧硬化醇）等。②肝硬化食管或胃底静脉曲张破裂出血可用垂体后叶素；对于老年肝硬化所致的上消化道大出血，有人建议垂体后叶素与硝酸甘油合用，即垂体后叶素加入生理盐水中，以 0.2～0.4 mg/min 的速度静脉滴注，同时静脉滴注硝酸甘油 0.2～0.4 mg/min。垂体后叶素对"前向血流"途径减少门静脉血流，降低门静脉高压而止血，硝酸甘油则针对"后向血流"而加强垂体后叶素的作用。近年来多采用生长抑素（施他宁）治疗胃底-食管静脉曲张破裂出血，250 μg 静脉注射后，继以 250 μg/h 静脉滴注，维持 1～3 天；或者使用奥曲肽 100 μg 静脉注射后，随后以 25～50 μg/h 静脉滴注，维持 3～5 天，对肝硬化等原因所致的上消化道出血，甚至下消化道出血也有效。亦可应用三腔二囊管压迫食管下段和胃底静脉止血。③对于急性上消化道大出血，若出血部位不明，必要时可施行紧急内镜下止血。方法是在适当补液后，使收缩压不低于 10.7 kPa（80 mmHg）。此时可经内镜向胃腔喷洒止血药，0.8％去甲肾上腺素盐水 50～100 mL，凝血酶 1000～8000 U（稀释成 20～50 mL 液体）、5％孟氏溶液 20～40 mL。也可局部注射硬化剂；5％鱼肝油酸钠 0.5～1.0 mL，血管旁（内）注射后喷洒凝血酶 4000 U（稀释成 5 mL 液体）。对于各种原因所致的大出血，除非患者并有凝血机制障碍，否则通常情况下目前临床上并不主张常规使用止血剂。中药三七粉、云南白药等可考虑试用。

（二）补充血容量

根据休克严重程度、失血情况，参照表 4-4 可以粗略估计需输入的全血量与扩容量。低血容量休克时补充液体刻不容缓，输液速度应快到足以迅速补充丢失的液体量，以求尽快改善组织灌注。临床工作中，常做深静脉置管，如颈内静脉或锁骨下静脉置管，甚至肺动脉置管，这些有效静脉通路的建立对保障液体的输入是相当重要的。

1. 输血及输注血制品

对失血性休克者立即验血型配同型血备用。输血及输注血制品广泛应用于低血容量休克的治疗中。应引起注意的是，输血本身可以带来的一些不良反应，甚至严重并发症。失血性休克所丧失的主要成分是血液，但在补充血液容量的同时，并非需要全部补充血细胞成分，也应考虑到凝血因子的补充。

目前，临床上大家共识的输血指征为血红蛋白≤70 g/L。对于有活动性出血的患者、老年人以及有心肌梗死风险者，血红蛋白保持在较高水平更为合理。无活动性出血的患者每输注 1 U（200 mL 全血）的红细胞其血红蛋白升高约 10 g/L，血细胞比容升高约 3%；若血小板计数 $<50×10^9$/L，或确定血小板功能低下，可考虑输注血小板。对大量输血后并发凝血异常的患者联合输注血小板和冷沉淀可显著改善和达到止血效果；对于酸中毒和低体温纠正后凝血功能仍难以纠正的失血性休克患者，应积极改善其凝血功能，在输注红细胞的同时应注意使用新鲜冰冻血浆以补充纤维蛋白原和凝血因子的不足；冷沉淀内含凝血因子 V、Ⅷ、Ⅻ、纤维蛋白原等物质，对肝硬化食管静脉曲张、特定凝血因子缺乏所致的出血性疾病尤其适用。对大量输血后并发凝血异常的患者及时输注冷沉淀可提高血循环中凝血因子，以及纤维蛋白原等凝血物质的含量，缩短凝血时间、纠正凝血异常；极重度出血性休克，必要时应动脉输血，其优点是：避免快速静脉输血所致的右心前负荷过重和肺循环负荷过重；直接增加体循环有效血容量，提升主动脉弓血压，并能迅速改善心脏冠状动脉、脑和延髓生命中枢的供血；通过动脉逆行加压灌注，兴奋动脉内压力和化学感受器，能反射性调整血液循环。由于动脉内输血操作较复杂，且需严格无菌操作，故仅适用于重度和极重度休克患者。

2. 输注晶体溶液

常用的是生理盐水和乳酸林格液等等张平衡盐溶液。

生理盐水的特点是等渗但含氯高，大量输注可引起高氯性代谢性酸中毒；乳酸林格液的特点在于电解质组成接近生理，含有少量的乳酸。一般情况下，其所含乳酸可在肝脏迅速代谢，大量输注乳酸林格液应该考虑到其对血乳酸水平的影响；输注的晶体溶液中，约有 1/4 存留在血管内，其余 3/4 则分布于血管外间隙。晶体溶液这种再分布现象可以引起血浆蛋白的稀释，以及胶体渗透压的下降，同时出现组织水肿。因此，若以大量晶体溶液纠正低血容量休克患者时，这方面的不良反应应引起注意。

高张盐溶液的钠含量通常为 400~2400 mmol/L。制剂包括有高渗盐右旋糖酐注射液、高渗盐注射液及 11.2％乳酸钠高张溶液等，以前两者多见。迄今为止，仍没有足够循证医学证据证明输注高张盐溶液更有利于低血容量休克的纠正。而且，高张盐溶液可以引起医源性高渗状态及高钠血症，严重时可导致脱髓鞘病变。

3. 输注胶体溶液

在纠正低血容量休克中常用的胶体液主要有羟乙基淀粉和清蛋白。①羟乙基淀粉（HES）是人工合成的胶体溶液，常用 6％的 HES 氯化钠溶液，其渗透压约为 773.4 kPa（300 mmol/L），输注 1 L HES 能够使循环容量增加 700～1000 mL。使用时应注意对肾功能、凝血机制的影响，以及可能发生的变态反应，这些不良反应与剂量有一定的相关性；②清蛋白作为天然胶体，构成正常血浆胶体渗透压的 75％～80％，是维持正常容量与胶体渗透压的主要成分，因此人血清蛋白制剂常被选择用于休克的治疗；③右旋糖酐也用于低血容量休克的扩容治疗。

4. 容量负荷试验

临床工作中，常遇到血压低、心率快、周围组织灌注不足的患者，分不清到底是心功能不全抑或血容量不足或休克状态，此时可进行容量负荷试验。经典的容量负荷试验的具体做法有以下几种。①在 10 分钟之内快速输注 50～200 mL 生理盐水，观察患者心率、血压、周围灌注和尿量的改变，注意肺部湿啰音、哮鸣音的变化；②如果有条件测量 CVP 和（或）肺毛细血管楔压（PAWP），则可在快速输注生理盐水前后测量其变化值，也有助于鉴别；③快速输液后若病情改善则为容量不足，反之则为心功能不全，前者应继续补液，后者则应控制输液速度。对低血容量休克的患者，若其血流动力学状态不稳定时也应实施该项试验，以达到既可以快速纠正已存在的容量缺失，又尽量减少容量过度负荷的风险和可能的心血管不良反应的目的。

（三）血管活性药物的应用

若血容量基本纠正，又无继续出血，收缩压仍＜10.7 kPa（80 mmHg），或者输液尚未开始却已有严重低血压的患者，可酌情使用血管收缩剂与正性肌力药物，使血压维持在 12.0～13.3 kPa（90～100 mmHg）为好。多巴胺剂量用至 5 μg/（kg·min）时可增强心肌收缩力，低于该剂量时有扩血管和利尿作用，剂量＞10 μg/（kg·min）时有升血压作用。去甲肾上腺素剂量 0.2～2.0 μg/（kg·min）、肾上腺素或去氧肾上腺素仅用于难治性休克。如果有心功能不全或纠正低血容量休克后仍有低心排血量，可使用多巴酚丁胺，剂量 2～5 μg/（kg·min）。此外，保温，防治酸中毒、氧自由基对细胞和亚细胞的损伤作用，保护胃肠黏膜减少细菌和毒素易位，防治急性肾衰竭，保护其他重要脏器功能，以及对症治疗均不容忽视。

第五章　急性中毒

第一节　中毒总论

一、概述

中毒是指毒物进入人体后超过效应器官的处理能力而引起的功能或器质性改变，是一种危及生命的疾病。一次性或短时间内（<24 小时）发生的中毒叫急性中毒。引起中毒的化学物质称毒物。毒物的范围极广，多数物质超量进入体内后均有潜在的毒性，要详细列出所有致毒物质几乎不可能。一般可根据毒物的来源分为气体性中毒、食物性中毒、药物性中毒、化学性中毒、动物植物中毒及重金属中毒等几大类。

毒物进入体内，除对组织和器官的直接毒性作用外，尚可破坏机体酶系统和生物膜的生理功能，妨碍组织对氧的摄取、运输和利用，改变机体递质的释放或激素的分泌，损害机体的免疫功能，影响机体的代谢功能。

二、判断

不同的毒物中毒有不同的临床表现，有些还有一定的独特性。因中毒对组织器官的损害广泛而严重，中毒的临床表现又与许多非中毒性疾病的表现相似，故要准确判断中毒常很困难。

中毒的现场判断必须在有限的时间内迅速做出，判断的主要依据是病史和查体。

（一）病史

病史是判断中毒的首要环节。

（1）任何怀疑有中毒者，均要询问接触毒物的证据，毒物的特性、剂量、进入人体的途径等。

（2）怀疑气体中毒者，要询问房间的通风情况、气体的类别、同室人员的发病情况。

（3）怀疑食物中毒者，要询问进食的种类；动物，要问清脏器与组织；植物，要问清名称（俗名）、形态、颜色；进餐后发病的时间；同餐人员的发病情况。注意与细菌性食物中毒相鉴别。

（4）怀疑药物中毒者，要了解病者的精神状态，生活情况，平常服用药物的种类，身边有无药瓶、药袋。

（5）怀疑生产性中毒者，要询问工种，操作过程（如喷洒农药时，是在什么风口），接触毒物的种类、时间、数量和方式，同伴的发病情况。

（6）应尽可能找到毒物，残留物，呕吐物，洗胃物，血液或其他体液，以便进行毒物鉴定。

（二）查体

查体是判断中毒的重要环节。通过仔细地查体常会发现一些毒物中毒的独特表现。限于现场急救的时间和条件限制，故查体应迅速敏捷，在抢救病者的同时进行，边体格检查、边询问病史，不断综合判断。查体的方法一般都按系统逐一进行，以免遗漏。

1. 呼吸气味

（1）酒味：常为乙醇及其醇类化合物。

（2）臭蛋味：见于硫化氢。

（3）鱼腥样味：为氯化氢胆碱。

（4）苯酚味：是苯酚或来苏儿。

（5）大蒜味：多为有机磷杀虫剂、黄磷和铊。

（6）苦杏仁味：见于氰化物中毒。

2. 皮肤黏膜

（1）干燥：要怀疑阿托品或曼陀类植物中毒。

（2）湿冷多汗：见于有机磷农药、毒蕈、解热镇痛药。

（3）潮红：多为乙醇或阿托品中毒。

（4）樱桃红：是一氧化碳或氰化物所致。

（5）发绀：可能是亚硝酸盐类，引起氧合血红蛋白不足造成；也可能是刺激性气体、安妥、杀鼠剂等引起的肺水肿。

（6）黄疸：为四氯化碳、抗菌药、抗结核药、雄激素、毒蕈等导致的肝损害；也可能是苯胺、有毒动物和植物毒素等所致的溶血。

（7）如果在皮肤上发现牙痕，则是有毒动物咬伤。

（8）灼伤：为强碱、强酸或甲醛、来苏儿（甲酚皂溶液）等引起。

（9）痂皮：颜色如呈现黄色→硝酸，棕色→盐酸，黑色→硫酸。

3. 眼

（1）瞳孔散大：多为阿托品、曼陀类物质中毒。

（2）瞳孔缩小：为有机磷杀虫剂、氨基甲酸酯类杀虫剂引起的胆碱能作用所致。

（3）视神经损害：多见于甲醇中毒等。

4. 神经系统

（1）昏迷：为麻醉药、镇静安眠药、抗精神失常药、有机溶剂、一氧化碳、硫化氢、有机磷杀虫剂、有机氯杀虫剂、拟除虫菊酯类杀虫剂、溴甲烷等引起的中枢抑制。

（2）谵妄：为阿托品、乙醇、抗组胺药中毒。

（3）肌颤：可能是有机磷、氨基甲酸酯类杀虫剂引起神经肌肉接头兴奋所致。

（4）抽搐：常见于有机磷、异烟肼、窒息性药物中毒。

（5）瘫痪：为可溶性钡盐、三氧化二砷、磷酸三邻甲苯酯、正己烷、蛇毒等引起的突触前后介质释放障碍所致。

（6）精神失常：见于戒断综合征、抗组胺药物、阿托品、乙醇、有机溶剂、一氧化碳、二氧化硫、四乙铅等的中毒。

（7）周围神经损害：常见于异烟肼和砷中毒。

5. 呼吸系统

（1）呼吸困难：见于士的宁、氢氯酸亚硝酸盐中毒。

（2）呼吸加快：为甲醇、水杨酸类引起的酸中毒兴奋呼吸中枢或刺激性气体中毒引起脑水肿所为。

（3）呼吸减慢：为吗啡、催眠药、中毒性脑水肿使呼吸中枢抑制所致；也可能是动、植物毒素引起的呼吸麻痹。

（4）肺水肿：见于刺激性气体、杀鼠剂、有机磷农药、百草枯等中毒。

6. 循环系统

（1）洋地黄、夹竹桃、乌头、蟾蜍兴奋迷走神经使心率减慢。

（2）拟肾上腺素类药、茶碱或三环类抗抑郁药兴奋交感神经使心率加快。

（3）可溶性钡盐、酚、排钾利尿剂等均可造成危险性心律失常。

（4）直接作用于心肌的毒物，如锑剂、奎尼丁、洋地黄和窒息性毒物，造成的缺氧可致心脏骤停。

7. 消化系统

（1）流涎：为毛果芸香碱、烟碱、毒扁豆碱、升汞、苛性酸或碱等中毒。

（2）呕吐：为阿朴吗啡、酒精、依米丁、铜盐、亚硝酸盐类及食物中毒。

（3）腹痛：多为重金属、铅盐、钡盐、升汞、磷和腊肠毒素所致。

（4）砷、锑、毛果芸香碱、巴豆、大量铜及锌盐、氟化物、铬酸及铬酸盐等常引起腹泻。

8. 血液系统

（1）砷化氢、苯胺、铜制剂、毒蕈、蛇毒可直接破坏红细胞膜的稳定性导致溶血性贫血。

（2）抗凝血杀鼠剂（敌鼠钠）、肝素、水杨酸类、蛇毒等常引起出凝血功能障碍。

（3）氯霉素、抗癌药、阿司匹林使血小板质量发生异常也可引起出血。

9. 泌尿系统

（1）少尿、无尿多为血容量减少、出血或过敏及中毒性休克等肾前性因素所致。

（2）红葡萄酒色尿为胺苯磺胺、台俄那素等中毒。

（3）血红蛋白尿为氯酸钾、三氰化砷、焦性没食子酸、硫酸铜、毒蕈及蛇毒所为。

（4）血尿见于苛性毒（酸、碱、重金属）与毒蕈。

（5）小便困难见于抗胆碱能药物、苯胺、斑蝥、草酸等中毒。

（三）中毒综合征

指某些毒物中毒后所产生的一组相同或相似的临床表现。当临床上难以获得充足的病史以确定中毒毒物时，中毒综合征的出现可帮助我们进行判断。最常见的中毒综合征有抗胆碱能综合征、拟交感综合征、胆碱能综合征、阿片制剂/镇静剂/乙醇综合征。

三、急救

毒物对人体的危险，取决于毒物的毒性和进入人体的总量与速度，急救的原则与顺序为：①维护生命，保证有效循环与呼吸。②清除毒物。③迅速消除威胁生命的毒效应。④使用特效解毒剂。⑤警惕迟发毒效应，并作早期防治处理。

急救原则应根据施救时病情和环境而定：如中毒者呼吸心跳停止，紧急心肺复苏应先于清除毒物。但如果是剧毒气体中毒（光气、硫化氢等），即使呼吸、心跳已经停止，也应迅速将中毒者脱离毒污染区才能进行复苏。维持生命与清除毒物在一定程度上互为因果，必须依据现场情况而定，不能拘泥于陈规。

（一）清除未被吸收的毒物

1. 吸入性毒物

脱离中毒场所，迅速撤至上风或侧风向。用3％的硼酸或2％碳酸氢钠液拭洗鼻腔及含漱。给予面罩吸氧，用水的雾化吸入减轻鼻咽部的吸入性刺激。

2. 眼睛中毒物

先用清水洗5分钟以上，再以3％硼酸（碱性毒物）或2％碳酸氢钠液（酸性毒物）清洗，洗后滴入0.25％氯霉素眼药水，或搽0.5％金霉素眼膏。

3. 皮肤上的毒物

脱去染毒衣物。对黏膜创面，先用棉花、卫生纸等吸去液态毒物，再用化学解毒剂冲洗；如无创面，水溶性毒物则用清水冲洗、不溶于水的毒物用10％酒精或植物油洗，酸性毒物可用肥皂水、3％碳酸氢钠液与清水洗，碱性毒物用食醋或 3％ 硼酸与清水洗。生石灰引起的烧伤可先用布巾或软刷将固体颗粒全部去掉，再用压力水流迅速冲掉其余颗粒。

4. 经口中毒物

清除胃肠尚未吸收的毒物，常用以下方法。

（1）催吐：限于神志清醒，胃内尚有毒物存宿时。方法：①用压舌板或其他物品刺激咽腭弓或咽后壁使之呕吐。②使用催吐药物。催吐前应先喝适量的温水或温盐水。常用吐根糖浆 15～20 mL 配以少量温水送服；也可用 1∶2000 高锰酸钾液 200～300 mL 饮入。成人可用吗啡 3～5 mg 皮下注射。

（2）洗胃：洗胃是清除经口中毒，胃内毒物尚未完全排空者的主要方法。洗胃一般在摄入毒物 4～6 小时内效果最好。饱腹、中毒量大或怀疑毒物有减慢胃排空时，超过 6 小时仍然要洗。因洗胃常用的液体、胃内毒物的局部拮抗剂以及洗胃机一般都准备在医院内的抢救室，故现场急救中仅对那些短时间内进入胃内毒物量大，神志不清、距离医院又较远或其他不可抗拒的灾害时，才在现场实施洗胃。多采取简易洗胃法。

（二）促进已吸收毒物的排出

1. 利尿

给予大量输液加利尿剂，主要排除那些大部分分布于细胞外液，与蛋白质结合少，主要经肾由尿排除的毒物或代谢产物。利尿时要注意改变尿 pH 对毒物排除的影响；注意水电解质平衡；禁用于心、肾功能不全和低血钾者。

2. 吸氧

对许多刺激性气体中毒，尤其是一氧化碳中毒有效。高浓度吸氧可使碳氧血红蛋白部分解离，一旦条件具备，尽快送入医院接受高压氧治疗效果更好。

3. 血液净化

促进已吸收毒物的排出，现场条件是有限的。应尽快转运到医院接受血液置换、血液透析、血液灌流或血浆置换等治疗。

（三）使用特效解毒剂（表 5-1）

表 5-1　常用的特效解毒药

特效解毒剂	毒物
纳络酮	阿片类、麻醉剂、镇痛剂
氟马西尼	苯二氮䓬类
毒扁豆碱、催醒宁	莨菪类药物
阿托品、苯那辛、东莨菪碱	有机磷化合物
维生素 K_1	抗凝血类杀鼠剂

续表

特效解毒剂	毒物
氯解磷定、碘解磷定、双复磷	有机磷化合物
二巯丁二钠、二巯丙磺钠	砷、汞、锑
依地酸钙钠、喷替酸钙钠	铅、铜、镉、钴等
普鲁士蓝（亚铁氰化铁）	铊
去铁胺	铁剂
亚甲蓝（美蓝）	亚硝酸钠、苯胺等
维生素 B_6	肼类（异烟肼）
亚硝酸钠、亚硝酸异戊酯	氰化物
硫代硫酸钠	氰化物
乙醇	甲醇
乙酰半胱氨酸（痰易净）	对乙酰氨基酚（扑热息痛）
乙酰胺（解氟灵）	有机氟农药
氧、高压氧	一氧化碳
特异性地高辛抗体片段	地高辛类药物
各种病毒血清	肉毒、蛇毒、蜘蛛毒等

（四）对症支持

1. 呼吸支持

施救者到达现场后就应快速评估呼吸状况，一旦需要，立即支持，其具体方法有：

（1）迅速解开中毒者领口，将其置卧位或头偏向一侧，用压舌板或吸引器清理口腔内阻塞物，必要时用喉镜去除咽喉部异物，以利于口腔分泌物的引流。

（2）遇有严重舌根后坠者应去除枕头，托抬起病者颈部，使其头部充分后仰，下颌前移，保持气道通畅。

（3）放置口咽通气管，以防止牙齿和唇阻塞呼吸道。

（4）对呼吸道阻塞严重的，应实施气管插管，以利于痰液的清除和呼吸机的使用。

（5）积极给氧，视中毒情况分别给予鼻导管给氧，高频给氧或人工呼吸机给氧。

2. 循环支持

建立静脉通道输注液体和药物，并全程监护，以维持有效血压、心率、保证器官组织灌注为目标。

3. 处置休克、心功能不全等生命危急状态

按本书的相关章节应对。

4. 置保留尿管

观察尿量，争取维持尿量在 30 mL/h 以上。

四、注意

（1）当今毒物甚多，解毒剂很少，中毒的抢救必须争分夺秒。主要的措施是阻止吸收，加速排泄，有效地应对。迅速而正确地处理中毒最危及生命的问题。

（2）特效解毒剂的应用应选择较好的给药方法与途径。应早期、足量、联合和持续。但要注意其局限性和毒副作用，防止应用不当造成严重后果。

（3）了解急性毒物的一些特殊发病特点：有的毒物被吸收需经过一较长的潜伏期才发病。如光气、氮氧化物中毒要经过数小时才发生肺水肿；吸入某些有机溶剂后，开始仅有轻度神经症，2～3 天后才出现中毒性脑病。现场救治中应保持高度警惕，绝不可放过这类早发轻、后来重的中毒者，否则后果相当严重。

（4）中毒的现场救治十分有限，一旦条件成熟应尽快转运至医院内抢救，中毒重者可边抢救、边转院。

（5）详尽的病史、针对性的查体，是判断急性中毒的主要方法，要对症状和体征进行认真分析判断，重视"中毒综合征"对现场急性中毒的参考价值。

（6）现场洗胃常受条件制约，若怀疑有洗胃不彻底、饱腹、中毒量大、使用过减缓胃排空的药物、毒物有减慢胃排空者，送至医院后仍要再次洗胃。

第二节　气体中毒初步急救

一、概述

气体中毒是指吸入有毒气体后引起机体一系列损害的一组急症。常见急性气体中毒包括刺激性气体中毒和窒息性气体中毒。前者包含氯、光气、氨、氮氧化物、二氧化硫、三氯化氮等；后者可分为单纯窒息性气体（甲烷、氮气、二氧化碳和惰性气体）和化学性窒息性气体（一氧化碳、硫化氢、氰化物）两大类。其中以一氧化碳和氯气中毒较常见。

不同气体种类所致中毒表现各异，即使同一种气体中毒，因各人吸入的浓度和吸入持续时间不同，其病情轻重也差别很大。轻者可只有黏膜刺激症状，重者

可出现呼吸衰竭、脑水肿甚至死亡。

二、判断

要对气体中毒者进行现场急救，就必须迅速判断是否为气体中毒，迅速了解现场情况并推断为何种气体，了解中毒的人数及评估病情的轻重。

（一）气体的来源

有含碳物质不完全燃烧的证据，如冶炼、矿井放炮、合成氨气和甲醇等工业场所，日常生活中煤炉取暖或煤气泄漏，加上防护不当或通风不良易引起一氧化碳中毒；火场及其他灾难事故中常见有毒气体有 CO、氯气、氨气、硫化氢、二氧化碳、二氧化硫、液化石油气、光气及氧化亚氮（笑气）等；相关的毒气泄漏则考虑该气体中毒。

（二）病情的轻重

中毒气体的种类不同、吸入毒气的浓度和时间不同，其病情轻重也就不同。

1. 刺激性气体中毒

轻者可只有呼吸道炎症，吸入后立即出现黏膜刺激症状，表现为鼻炎、咽炎、声门水肿及气管、支气管炎等呼吸道症状；中度中毒者为中毒性肺炎，表现为胸闷、胸痛、刺激性呛咳、呼吸困难，有时痰中带血丝；重度中毒者为中毒性肺水肿及急性呼吸窘迫综合征（ARDS），表现为极度呼吸困难、端坐呼吸、发绀、烦躁不安、咳粉红色泡沫痰、心率快、大汗、神志障碍，部分呼吸困难进行性加重，危重者可伴发休克、代谢性酸中毒、气胸、纵隔气肿、喉水肿甚至死亡。

2. 窒息性气体中毒

如一氧化碳中毒，轻者有头晕、头痛、恶心、呕吐、乏力、胸闷、心悸等，少数可有短暂的意识障碍；中度中毒者除有上述症状外，皮肤黏膜甲床可呈特征性的"樱桃红色"，出现兴奋、判断力减低、运动失调、幻觉、视力下降、浅昏迷或中度昏迷；重度中毒者可出现深昏迷或去大脑皮层状态，且可并发脑水肿、休克、心肌损害、肺水肿、呼吸衰竭等表现，受压部位易发生水疱或压迫性横纹肌溶解。

三、急救

气体中毒与呼吸道密切相关，现场急救是否得当是该类中毒者能否脱离危险的关键。气体中毒的现场急救原则是：①立即脱离中毒环境。②保持呼吸道通畅，同时吸氧及对症处理。③已明确中毒气体种类者尽早给予特殊解毒治疗。④尽快分拣中毒人员，按照病情的轻、重程度不同，给予不同的处理措施：对呼吸衰竭、呼吸停止者置口（鼻）咽管或气管插管进行球囊辅助呼吸或便携式呼吸机机械通气，并对中度以上中毒者应尽快转移到医院作进一步的治疗。即掌握边抢救、边运送的原则。

（一）脱离中毒的环境

由于气体中毒是呼吸道吸入引起的，迅速转移中毒者到空气流通、风向上方的安全地带是避免继续中毒的重要措施，也是急救能否成功的关键。对于氯气、光气、氨气等刺激性气体应脱去中毒时衣服并用湿毛巾擦拭身体。

（二）保持呼吸道通畅

立即解开中毒者衣服，同时注意保暖、卧床休息，放置口（鼻）咽管或气管插管等措施保持呼吸道通畅，给予吸痰、沙丁胺醇气雾剂或氨茶碱等解除支气管痉挛、防治喉头水肿及窒息。

（三）合理氧疗

对于气体中毒者均应尽早给予氧气吸入。刺激性气体中毒轻者可只给予低浓度吸氧；有肺水肿者最好用有机硅消泡剂吸氧；重症中毒者应予面罩吸氧，甚至置口（鼻）咽管或气管插管进行球囊、呼吸机辅助呼吸。窒息性气体中毒予面罩大流量吸氧为佳，对于中、重度一氧化碳中毒应尽快送医院行高压氧治疗。

（四）对症治疗

（1）有抽搐者予镇静剂，如安定 $10 \sim 20$ mg 静脉推注或肌内注射；苯巴比妥 $0.1 \sim 0.2$ g 肌内注射；氯丙嗪 $25 \sim 50$ mg 肌内注射或静脉推注；癫痫大发作或抽搐不止者可用安定持续静脉滴注。

（2）有颅内高压者给予 20% 甘露醇 $125 \sim 250$ mL 或呋塞米 20 mg 脱水治疗，同时给糖皮质激素，可选用地塞米松 $10 \sim 30$ mg/d、或氢化可的松 $200 \sim 300$ mg/d 或甲泼尼龙 40 mg，每日 $2 \sim 3$ 次。

（3）高热不退者，可行物理降温，亦可用人工冬眠疗法。

（4）出现急性肺水肿、心衰、休克、气胸、纵隔气肿等给予相应的抢救措施。

（五）特殊处理

一氧化碳中毒者，可用脑组织赋能剂及苏醒药物，可加用细胞色素 C、辅酶 A、ATP、胞磷胆碱等药物；昏迷者可选用甲氯芬酯、醒脑静等，其他中毒有脑水肿时也可用上述药物。

硫化氢中毒者，可用 5% 碳酸氢钠溶液喷雾以减轻上呼吸道刺激症状；用 10% 硫代硫酸钠 $20 \sim 40$ mL 静脉注射，或 10% 亚甲蓝 $20 \sim 40$ mL 静脉注射，以促进硫化血红蛋白的解离；眼部损伤者，尽快用 2% 碳酸氢钠溶液或生理盐水冲洗，再用 4% 硼酸水洗眼，并滴入无菌橄榄油，用醋酸可的松滴眼，防治结膜炎的发生。

氰化物中毒者，可立即给予解毒剂：①亚硝酸异戊酯（每支 0.2 mL）1~

2 支，放于手帕中折断后立即吸入，每次吸入 15 秒，每隔 2～3 分钟重复一支，直到开始静脉注射 3％亚硝酸钠为止，注意严密监测血压。②3％亚硝酸钠 10～20 mL 缓慢静脉注射（每分钟2～3 mL），同时严密监测血压，若出现休克立即停用。③4-DMAP（4-二甲基氨基苯酚），10％ 4-DMAP 2 mL 肌内注射，必要时 1 小时后可重复半量。该药为高效高铁血红蛋白生成剂，为避免出现高铁血红蛋白形成过度不可与亚硝酸制剂合用。可与硫代硫酸钠合用，对于低血压者尤为适用。该药目前应用广泛，并逐渐替代亚硝酸类抗氰药。④在给予 4-DMAP 或亚硝酸钠后，缓慢静脉推注 25％硫代硫酸钠 20～50 mL，每分钟不超过 5 mL，必要时 1 小时后重复全量或半量。

氧化亚氮（笑气）中毒者，如有明显青紫、呼吸困难时，可给 10％亚甲蓝 20～40 mL 静脉注射。

刺激性气体中毒应早期、短程、足量应用糖皮质激素，以减轻刺激性气体引起肺泡和肺泡膈毛细血管通透性增加所致肺间质和肺泡水分淤滞，可静脉用地塞米松 20～30 mg/d、氢化可的松200～300 mg/d或甲泼尼龙 40 mg，每日 2～3 次，同时注意预防应激性溃疡及水、电解质紊乱和酸碱平衡。

四、注意

气体中毒种类繁多、病情复杂、变化较快，为呼吸道吸入中毒。这就要求施救者必须做好自我防护，了解常见中毒气体的中毒机制及临床表现，据中毒机制不同选择不同的呼吸支持方法。

（一）自我防护措施

施救者在施救前要充分评估环境的安全性，确认安全后用手帕或毛巾等捂住口鼻，必要时戴防毒面具从上风口进入；若为毒气泄漏现场应佩戴好防毒面具，进入泄漏区应着防毒衣，并在雾状水枪掩护下前进。迅速打开门窗，有条件时可打开电扇或用鼓风机加快空气流通。掌握边抢救边运送，尽快离开毒气现场的原则。

（二）常见中毒气体种类及临床表现

见表 5-2。

（三）选择适当的呼吸支持法

由二氧化碳、一氧化碳等中毒引起的化学性窒息或呼吸停止，可采用口对口人工呼吸；但有条件时，最好采用简易呼吸气囊行人工通气。

由氨气、二氧化硫、二氯化碳、二氧化氮等有毒气体刺激呼吸道引起水肿而致的机械性窒息，一般不采取口对口人工呼吸，特别是压胸式呼吸法。而是以吸氧、减轻呼吸道水肿、强心、利尿、注射呼吸中枢兴奋剂等为处理原则。

表 5-2　常见中毒气体的临床特点

毒物	中毒机制	临床表现	处理要点
刺激性气体 氨、氯、光气、二氧化碳、二氧化氮等	1. 吸入后与水作用，生成氧化氢、硝酸等强酸型物质，刺激和腐蚀呼吸道黏膜 2. 氮氧化物吸收入血后可形成硝酸盐和亚硝酸盐，扩张血管，并与血红蛋白作用产生高铁血红蛋白症	眼部及上呼吸道刺激症状，中毒性肺炎及肺水肿，高铁血红蛋白血症等，危重者可伴发休克、代谢性酸中毒、纵隔气肿、气胸等。查体双肺可闻及干湿鸣	1. 迅速脱离有毒环境，保持气道通畅，吸氧，缓解支气管痉挛 2. 治疗中毒性肺炎、肺水肿：糖皮质激素，消泡沫剂，必要时气管切开 3. 高铁血红蛋白血症应用小剂量亚甲蓝
一氧化碳	因 CO 与 Hb 亲和力比 O_2 与 Hb 的亲和力大 240 倍，而解离速度仅为氧合血红蛋白的 1/3600，碳氧血红蛋白还影响氧合血红蛋白的解离，而引起组织缺氧；CO 还损害线粒体功能，抑制组织呼吸	轻者可有头晕、头痛、乏力胸闷等；较重者可见到皮肤、黏膜、甲床呈樱桃红色，浅至中度昏迷；严重者出现深昏迷或去大脑皮层状态，并发脑水肿、休克、肺水肿、呼吸衰竭等	1. 迅速打开门进行通风换气，断绝一氧化碳来源；迅速将中毒者转移至安全地带 2. 保持气道通畅，给予面罩大流量吸氧，后迅速送到医院行高压氧治疗 3. 呼吸停止者立即予人工呼吸，甚至气管插管或气管切开行机械同时和加压供氧
窒息性气体 硫化氢	1. 选择性作用于呼吸链中细胞色素氧化酶，阻断电子传递，抑制细胞呼吸 2. 抑制中枢神经系统，引起呼吸中枢麻痹 3. 局部刺激和腐蚀作用	眼部和呼吸道刺激症状，发绀、呼吸困难等缺氧症状，中枢神经系统抑制症状，极高浓度吸入时可引起"闪电型"死亡	1. 立即脱离环境并清除毒物 2. 吸氧，对症治疗，呼吸心脏骤停者立即行心肺复苏 3. 解毒药的应用：亚硝酸钠、亚甲蓝等
氰化物	与硫化氢毒理类似	呼出气有苦杏仁味，极度呼吸困难，昏迷、抽搐、角弓反张，呼吸、心跳迅速停止而死亡	1. 立即脱离环境并清除毒物 2. 吸氧，呼吸心脏骤停者立即行心肺复苏 3. 特效解毒药治疗：4-二甲基氨基苯酚、亚硝酸钠、硫代硫酸钠等治疗

第三节　食物中毒初步急救

一、概述

食物中毒是指因进食了被细菌、细菌毒素、毒物等污染或含有毒性物质的食物，而引起机体损害的急性非传染性疾病，属于食源性疾病范畴。食物中毒既不包括因暴饮暴食而引起的急性胃肠炎、食源性肠道传染病（如伤寒）和寄生虫病（如囊虫病）；也不包括因一次大量或者长期少量摄入某些有毒有害物质而引起的以慢性毒性为主要特征（如致畸、致癌、致突变）的疾病。食物中毒按病因可分为 5 大类，即细菌性、真菌（霉菌）性、植物性、动物性和化学性食物中毒。其中以细菌性食物中毒最常见。

二、判断

要对中毒进行现场急救，必须判断是否为食物中毒以及中毒的种类、毒物的来源、中毒的人数、病情的轻重等。食物中毒的典型表现应具备：

（1）有不洁饮食史。

（2）同一时间进食同一品种有毒食物者，均有不同程度的发病。

（3）大多在进食有毒食品 0.5～24 小时内发作。

（4）主要表现为恶心、呕吐、腹痛、腹泻等急性胃肠炎的症状，少数则以神经系统症状为主伴有胃肠炎或其他有关症状。

三、急救

食物中毒的现场急救原则是"尽快清除毒物，尽快明确中毒的人数，尽快按照病情的轻重分类管理"（简称 3 个尽快）。

进一步的具体措施有：积极补充液体丢失和维持酸碱平衡，控制并发感染和对症处理，对有特殊解毒剂的食物中毒要尽早使用特殊解毒剂。

（一）催吐、洗胃和导泻

应用催吐、洗胃和导泻等方法可迅速地清除毒物，但在现场条件不允许时可只对重患者洗胃。有剧烈呕吐和腹泻者则不必采取上述方法，以免造成进一步的体液丢失，加重病情。昏迷者洗胃应当慎重，以免造成误吸。

（二）对症处理

（1）卧床休息，注意保暖。能进食者可进清淡、易消化食物，如米汤、稀粥等。

（2）腹痛的治疗，可口服普鲁苯辛 15～30 mg，或阿托品 0.5 mg 肌内注射，或山莨菪碱 10 mg 肌内注射，严重者也可输入山莨菪碱 10～20 mg。

（3）高热的治疗，可用物理降温，如冷敷、温水擦浴等，对于物理降温效果不好的可考虑药物降温。但对于失水严重者不宜用降温药，应通过积极补液来达到降温目的。

（4）精神紧张者可给予心理安抚，必要时适当给予镇静剂。

（三）补充液体和维持酸碱平衡

食物中毒常常因剧烈呕吐、腹泻而造成不同程度的脱水，甚至引起代谢性酸中毒和休克。因此，现场急救时应鼓励患者多饮盐水、葡萄糖电解质口服液（ORS）等。对于中毒严重者，可静脉滴注葡萄糖生理盐水或复方氯化钠注射液，或生理平衡盐液等以补充体液损失，具体用量根据脱水程度而定。出现代谢性酸中毒时，可酌情用碱性溶液。补液原则是：缺什么、补什么；缺多少、补多少。

（四）控制感染

虽然细菌性食物中毒最为常见，但通常可不用抗菌药物，经对症疗法大多能治愈。对于症状较重考虑为感染性食物中毒者，应及时选用抗菌药物控制病原菌的繁殖。在病原菌未查明前，可根据病情选择小檗碱、磺胺类、喹诺酮类、氨基糖苷类药物等；在病原菌查明后，根据药物敏感试验结果选择敏感的抗菌药物。对于非细菌性食物中毒，由于中毒患者抵抗力降低，可能继发感染，亦可以根据病情酌情使用抗菌药物预防感染。

四、注意

食物中毒由于病因众多、发病呈暴发性、潜伏期短、来势急剧、多人同时发病等特点，故对施救者有以下要求：

（一）迅速查明引起中毒的食物，尽快明确中毒病因

1. 细菌性食物中毒

最主要、最常见的原因就是食物被细菌污染。据我国近五年食物中毒统计资料表明，细菌性食物中毒占食物中毒总数的50%左右。动物性食品是引起细菌性食物中毒的主要食品，其中肉类及熟肉制品居首位，其次有变质禽肉、病死畜肉以及鱼、奶、剩饭等。细菌性食物中毒根据临床表现不同，分为胃肠型和神经型两类。

（1）胃肠型食物中毒：以夏秋季多见，致病菌主要是沙门氏菌、副溶血性弧菌、大肠杆菌、变形杆菌及金黄色葡萄球菌等，其感染源是被致病菌感染的动物或人，人群普遍易感，病后无明显免疫力。

胃肠型食物中毒因发病机制的不同，一般可分为毒素型、感染型和混合型3类。①细菌在食物中繁殖并产生毒素，此种中毒表现为仅有急性胃肠炎症状而无发热，称为毒素型食物中毒。②细菌污染食物后，在食物中大量繁殖，食入这种含大量活菌的食物引起的中毒，表现为发热和急性胃肠炎症状，且向外排菌造成传染，称为感染性食物中毒。③由毒素型和感染型两种协同作用所致的食物中毒称为混合型食物中毒。

食物中毒潜伏期短，超过72小时可基本排除细菌性食物中毒。临床表现以急性胃肠炎为主，便次每日数次至20～30次不等，多呈水样便、血水便（副溶血弧菌），可带少量黏液。其中金黄色葡萄球菌食物中毒呕吐较明显，呕吐物含胆汁，有时带血和黏液；变形杆菌还可发生颜面潮红、头痛、荨麻疹等过敏症状。

（2）神经型食物中毒：是指进食了含有肉毒杆菌外毒素的食物而引起的中毒性疾病。多见于腊肉、罐头等腌制品或发酵的豆、面制品被家畜、家禽排出的肉毒杆菌芽孢污染，在缺氧环境下大量繁殖并产生大量外毒素。其潜伏期12～36小时，最短2～6小时，最长8～12天，中毒剂量愈大潜伏期愈短，病情愈重。临床以神经系统症状如眼肌及咽肌瘫痪为主要表现，如抢救不及时，病死率较高。

2. 真菌性食物中毒

由于食物被真菌污染容易识别，因此该类中毒并不常见。主要是谷物、油料或植物储存过程中生霉，未经适当处理即作食料，或是已做好的食物久放发霉变质误食引起，也有的是在制作发酵食品时被有毒真菌污染或误用有毒菌株。常见的真菌有：曲霉菌，如黄曲霉菌、棒曲霉菌、米曲霉菌、赭曲霉菌；青霉菌，如毒青霉菌、桔青霉菌、岛青霉菌等。

因真菌的种类很多，其临床表现差别较大。急性真菌性食物中毒潜伏期短，先有胃肠道症状，如上腹不适、恶心、呕吐、腹胀、腹痛、厌食、偶有腹泻等（镰刀霉菌中毒较突出）。以后根据各种真菌毒素的不同作用，可发生肝、肾、神经、血液等系统的损害，出现相应症状（但后期表现此处不赘述）。现场急救时对于中毒较重者一定要后送医院作进一步的检查和处理。

3. 植物性食物中毒

最常见的植物性食物中毒为菜豆中毒、毒蘑菇中毒、木薯中毒；可引起死亡的有毒蘑菇、马铃薯、曼陀罗、银杏、苦杏仁等。植物性中毒多数没有特效疗法，尽早排除毒物对中毒者的预后非常重要。

4. 动物性食物中毒

近年来，我国发生的动物性食物中毒主要是河豚鱼中毒，其次是鱼胆中毒。

5. 化学性食物中毒

主要包括误食被有毒害的化学物质、非食品级添加剂等污染的食品；或因贮藏等原因，造成营养素发生化学变化的食品，如油脂酸败造成中毒。处理化学性食物中毒时应突出一个"快"字，特别是群体中毒和一时尚未明确的化学毒物时更为重要。

（二）快速将患者分类，制订处治方案

（1）迅速查看现场，了解共同进食人数和发病情况，将同餐者根据病情分为无症状和轻、中、重四大类，并制订出不同的处理方案。同时，将群体发病情况联系疾控部门，以快速做出流行病学调查。

（2）应避免使用制酸剂。

（3）不能马上首先应用止泻药如洛哌丁胺（易蒙停）等。因为呕吐与腹泻是机体防御功能的表现，它可排除一定数量的致病菌释放的肠毒素。特别对有高热、毒血症及黏液脓血便的患者应避免使用，以免加重中毒症状。

（三）作好宣传防护，避免二次中毒

及时通知当地疾病防控部门，将中毒现场的食物封存，并留取标本检验以进一步明确中毒病因，利于指导后期治疗。同时作好宣传工作：

（1）搞好食品、食堂的卫生与监督，禁止食用病死禽畜肉或其他变质肉类。

（2）冷藏食品应保质保鲜，动物食品食前应彻底加热煮透。

（3）烹调时要生熟分开避免交叉污染。

（4）炊事员、保育员等若有沙门菌感染或带菌者应调离工作，待3次大便培养阴性后才可返回原工作岗位。

第四节　药物中毒初步急救

一、概述

药物中毒是指进入人体的药物达到中毒剂量，产生组织和器官损害的急性综合征。最常见的药物中毒品种是镇静催眠药，分为苯二氮䓬类、巴比妥类、非巴比妥非苯二氮䓬类。其中以苯二氮䓬类（如安定）中毒最多见；次之为解热镇痛药和抗精神病药等。一般药源性中毒多是由于药物用法不当，如药物过量或滥用药物所致。

不同类型的药物中毒，其中毒特点与机制也各异：

（1）镇静催眠药及抗精神病药中毒严重时，可导致呼吸抑制、休克、昏迷。口服巴比妥类药物2~5倍催眠剂量可致中毒，10~20倍可致深昏迷、呼吸抑制。苯二氮䓬类药物一次剂量达0.05~1 g可致中毒甚或致死。抗精神病药中，吩噻嗪类药物2~4 g可有急性中毒反应。三环类抗抑郁药中毒，易致恶性心律失常，1.5~3 g可致严重中毒而死亡。对氯丙嗪类敏感者可能发生剥脱性皮炎、粒细胞缺乏症、胆汁淤积性肝炎。

（2）解热镇痛药中毒可致粒细胞减少、肾损害、出血倾向、胃肠道损害，甚至出现消化道应激性溃疡出血，其中对乙酰氨基酚中毒可致明显肝功能损害。

（3）心血管系统用药中毒易致心律失常、低血压；其中洋地黄类中毒可致恶心、呕吐等胃肠道症状及室性期前收缩、室性心动过速、心动过缓等严重心律失常。胺碘酮中毒可致房室传导阻滞、室性心动过速等恶性心律失常及肺纤维化。降压药中毒可致严重低血压。抗胆碱药阿托品中毒可致口干、瞳孔扩大、心动过速甚至惊厥、昏迷。

二、判断

药物中毒判断要点如下：

（一）判断是否为药物中毒及药物种类

（1）由知情者提供药物接触史，是目前重要的诊断依据。

（2）通过典型症状判断，如思睡、昏迷者考虑镇静催眠药或抗精神病药中毒；惊厥者考虑中枢兴奋药过量；瞳孔扩大者怀疑为阿托品、麻黄碱等中毒。

（3）实验室检查：胃液、尿液、血液中药物浓度测定对诊断有参考意义。

（二）判断病情的轻重

大致分为轻、重两种程度，注意初期表现为轻症者病情可能会随着药物吸收发生进展，药物毒性、摄入量及药物半衰期对病情影响较大。

1. 轻度中毒

无意识障碍或轻度意识障碍，呼吸、循环、氧合等重要生命体征及生理指标稳定。

2. 重度中毒

出现严重意识障碍、呼吸抑制、呼吸衰竭、循环衰竭、心律失常等；或伴发严重并发症；或有严重生理功能紊乱及脏器功能不全。

三、急救

药物中毒需要及时进行现场急救，病情属于重度者或判断药物摄入量偏大者应送往医院做进一步救治。

（一）现场急救

重点在于维持呼吸循环功能及清除摄入药物。

1. 维护呼吸功能

药物中毒常可导致意识障碍及呼吸抑制，所以应重视对呼吸衰竭的防治：

（1）保持气道通畅：有意识障碍或呼吸抑制者取平卧位，头偏向一侧，及时清除气道分泌物及呕吐物，避免误吸，必要时使用舌钳或置口咽管避免舌后坠。

（2）予吸氧治疗。

（3）建立人工气道：对深昏迷、气道分泌物多或已出现呼吸衰竭者，尽早行气管插管、人工通气。

2. 监测循环功能

（1）监测血压水平，休克者可取平卧位或头低脚高位，以增加回心血量及改善脑供血。

（2）给予心脏监护，警惕发生恶性心律失常。

（3）尽快建立静脉通道，以利及时输液维持血容量、救治呼吸循环衰竭、使用解毒剂。

3. 清除摄入药物

（1）催吐：适用于口服中毒后神志清楚且生命体征稳定者。

（2）洗胃：对服药量大者及时洗胃，药物中毒后胃排空可能延迟，不可拘泥常规洗胃时间，对中毒较久者仍应考虑洗胃。

（3）导泻：予50％硫酸镁或硫酸钠导泻以利药物尽快排出。

（4）药用炭吸附：有条件可于催吐洗胃时使用，或之后服用。

（二）药物治疗

重点在于稳定呼吸、循环功能及使用特效解毒剂。

1. 稳定呼吸循环功能

在保持呼吸道通畅的基础上，可使用呼吸兴奋剂；呼吸衰竭及时行气管插管、人工通气。血压低者，可补充血容量，必要时使用血管活性药物如多巴胺$10\sim20~\mu g/$（$kg \cdot min$）和（或）去甲肾上腺素$0.05\sim1.5~\mu g/$（$kg \cdot min$）维持血压；注意吩噻嗪类及三环类抗精神病药物中毒，可通过对α肾上腺素能阻滞作用导致血管扩张及血压下降，不宜使用多巴胺，可用α受体兴奋剂，如重酒石酸间羟胺、去甲肾上腺素维持血压；心律失常者给予针对性处理。

2. 使用特效解毒剂

（1）镇静与催眠药中毒：应立即予纳洛酮$1\sim2~mg$静脉注射，$2\sim5$分钟重复，总量可用到$20~mg$，可缩短昏迷时间。

（2）苯二氮䓬类药物中毒：可用氟马西尼拮抗，先予$0.2~mg$静脉注射30分钟以上，此后可每分钟重复用$0.3\sim0.5~mg$，总量可达$0.6\sim2.5~mg$。

（3）吩噻嗪类药物中毒：可用盐酸哌甲酯（利他林）$40\sim100~mg$肌内注射，并可重复使用。

（4）三环类抗抑郁药中毒：所致室性心律失常，可用利多卡因控制，予$50\sim75~mg$静脉注射后以$1\sim4~mg/min$维持静脉滴注。

（5）洋地黄类、胺碘酮等抗心律失常药所致心动过缓、房室传导阻滞，可予阿托品、异丙肾上腺素控制。

（6）对乙酰氨基酚中毒：可用乙酰半胱氨酸减轻肝脏损害，第一次口服$140~mg/kg$，之后每4小时服$70~mg/kg$，共服17次。

（7）阿托品中毒：可用新斯的明拮抗，每次$0.5\sim1~mg$肌内注射，每$3\sim4$小时重复。

3. 加速药物排泄

可考虑在补液基础上碱化尿液、利尿。

4. 对症支持疗法

中毒性脑病有脑水肿者可用甘露醇、地塞米松脱水；高热者物理降温；注意防治肺部感染、维持内环境稳定、维护肝肾等重要脏器功能。

5. 特殊治疗

重症可考虑行血液透析、血液灌流、血浆置换等血液净化治疗。

四、注意

药物中毒初步急救中应注意以下要点：

（一）预防工作

加强镇静催眠药处方、使用、保管的管理，临床要慎重用药，规范用药。

（二）急救重点

1. 初期

（1）注意对呼吸循环衰竭的防治。

（2）尽量清除药物，减少后续吸收。

（3）使用拮抗剂。

2. 后期

（1）加强对症支持疗法。

（2）注意并发症的防治。